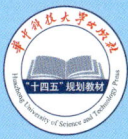

高等医学教育课程"十四五"规划基础医学类系列教材

本书可供临床医学、预防医学、基础医学、急救医学、全科医学、口腔医学、麻醉学、影像学、药学、检验医学、护理学、法医学、生物工程等专业使用

XINGTAIXUE SHIYAN（ZUZHIXUE YU PEITAIXUE FENCE）

形态学实验（组织学与胚胎学分册）

（第2版）

U0641589

主　编	叶翠芳	华中科技大学
	齐亚灵	海南医科大学
副主编	张　耕	河北北方学院
	金　洁	首都医科大学燕京医学院
	肖　玲	中南大学
	吴　喆	湖北科技学院
参　编	（按姓氏笔画排序）	
	王冬梅	河北北方学院
	邢安凤	首都医科大学燕京医学院
	刘　方	湖南医药学院
	关　雪	哈尔滨医科大学大庆校区
	寻　阳	佛山大学
	孙元鹏	湖北科技学院
	李跃萍	云南中医药大学
	张连双	滨州医学院
	赵　伟	滨州医学院
	魏俊伟	河北工程大学

华中科技大学出版社
http://press.hust.edu.cn
中国·武汉

内 容 简 介

本书是高等医学教育课程"十四五"规划基础医学类系列教材。

本书分上、下篇，上篇是经典验证性实验，主要内容包括绪论、上皮组织、结缔组织、血液、软骨和骨、肌组织、神经组织、神经系统、循环系统、免疫系统、皮肤、消化管、消化腺、呼吸系统、泌尿系统、眼和耳、内分泌系统、男性生殖系统、女性生殖系统等。下篇是综合性实验。

本书可供临床医学、预防医学、基础医学、急救医学、全科医学、口腔医学、麻醉学、影像学、药学、检验医学、护理学、法医学、生物工程等专业使用。

图书在版编目（CIP）数据

形态学实验. 组织学与胚胎学分册 / 叶翠芳，齐亚灵主编. -- 2 版. -- 武汉：华中科技大学出版社，2025. 8.
ISBN 978-7-5772-1532-7

Ⅰ. R32-33

中国国家版本馆 CIP 数据核字第 2024H38F40 号

形态学实验（组织学与胚胎学分册）（第 2 版）　　　　　　　　　　　　叶翠芳　　齐亚灵　主编
Xingtaixue Shiyan(Zuzhixue yu Peitaixue Fence)(Di 2 Ban)

策划编辑：蔡秀芳
责任编辑：毛晶晶　马梦雪
封面设计：原色设计
责任校对：谢　源
责任监印：曾　婷
出版发行：华中科技大学出版社（中国·武汉）　　　电话：(027)81321913
　　　　　武汉市东湖新技术开发区华工科技园　　　邮编：430223
录　　排：华中科技大学惠友文印中心
印　　刷：武汉科源印刷设计有限公司
开　　本：889mm×1194mm　1/16
印　　张：11.5
字　　数：327 千字
版　　次：2025 年 8 月第 2 版第 1 次印刷
定　　价：59.80 元

高等医学教育课程"十四五"规划基础医学类系列教材

编委会

（以姓氏笔画为序）

于瑞雪（平顶山学院）　　　　　宋　洁（牡丹江医科大学）

马兴铭（西华大学）　　　　　　张红艳（河北工程大学）

王　广（暨南大学）　　　　　　陈洪雷（武汉大学）

王　韵（陆军军医大学）　　　　罗　海（湖南医药学院）

王明旭（西安交通大学）　　　　周永芹（三峡大学）

牛莉娜（海南医科大学）　　　　郑　英（扬州大学）

史岸冰（华中科技大学）　　　　郑月娟（上海中医药大学）

包丽丽（内蒙古医科大学）　　　赵艳芝（首都医科大学）

齐亚灵（海南医科大学）　　　　胡煜辉（井冈山大学）

孙维权（湖北文理学院）　　　　侯春丽（陆军军医大学）

李　梅（天津医科大学）　　　　秦　伟（遵义医科大学）

李明秋（牡丹江医科大学）　　　贾永峰（内蒙古医科大学）

李艳花（山西大同大学）　　　　钱　莉（扬州大学）

李瑞芳（河南科技大学）　　　　黄　涛（黄河科技学院）

杨文君（海南医科大学）　　　　焦　宏（河北北方学院）

肖　玲（中南大学）　　　　　　强兆艳（天津医科大学）

闵　清（湖北科技学院）　　　　蔡　飞（湖北科技学院）

编写秘书：蔡秀芳　　黄晓宇

Introduction | 总 序

基础医学是现代医学体系的基础,其包括基础医学基本理论、基本技能和科学研究手段等。国务院办公厅印发的《关于加快医学教育创新发展的指导意见》及《关于深化医教协同进一步推进医学教育改革与发展的意见》指出,要始终坚持把医学教育和人才培养摆在卫生与健康事业优先发展的战略地位。

随着健康中国战略的不断推进,我国加大了对医学人才培养的支持力度。在遵循医学人才成长规律的基础上,还需要不断提高医学青年人才的实践能力和创新能力。教材是人才培养首要的、基本的文化资源和精神食粮,加强教材建设,提高教材质量,是党和国家从事业发展需求和未来人才培养的战略高度所构筑的基础工程和战略工程。

本科基础医学教材(第1版)经过了一线教学实践的数年打磨,亟待修订更新,以使其做到与时俱进,更加完善。故此,华中科技大学出版社对现有高等教育实际需求进行了认真、细致的调研,吸取了广大师生意见和建议,组织了全国50多所高等医药院校的300余位老师共同修订编写了本套高等医学教育课程"十四五"规划基础医学类系列教材(第2版)。相较于第1版,这次修订改版,主要突出以下特点。

(1)紧跟"十四五"教材建设工作要求,以岗位胜任力为导向,注重"三基"培养,突出专业性和实用性。

(2)融入思政内容,将专业知识和课程思政有机统一,注重培养学生工匠精神与家国情怀,以及对生命和科学的敬畏之心。

(3)做到纸质教材与数字资源相结合。在每个章节后设置了相关知识点的拓展链接,重点阐述学科新进展以及与知识点有关的前沿理论和实践,便于学生更加深入地理解知识点和课堂重点内容。

(4)设置课后小结、思考题、推荐文献阅读,引导和促进学生自学。

本套教材得到了教育部高等学校教学指导委员会相关专家及全国高校老师的大力支持,我们衷心希望这套教材能在相关课程的一线教学中发挥积极作用,得到广大师生的青睐与好评。我们也相信这套教材在使用过程中,通过教学实践的检验和实际问题的解决,能不断改进、完善和提高，最终成为符合教学实际的精品系列教材，为推进我国高质量医学人才培养贡献一份力量。

由于时间紧、任务重，书中不妥之处在所难免，恳请使用本套教材的师生不吝赐教，提出宝贵意见和建议，以便后续继续完善。

高等医学教育课程"十四五"规划基础医学类系列教材

编委会

随着新医科教育理念的深入，医学教育正经历着前所未有的变革。新医科强调医学与其他学科的交叉融合，旨在培养具备深厚人文底蕴、扎实医学基础、卓越创新能力、良好职业素养和国际视野的医学人才。组织学与胚胎学是一门实践性很强的医学基础课程，实验课是本课程教学的重要组成部分，学生通过实践观察人体器官和组织的显微结构以及胚胎发育特点，可启迪创新思维，提升科学素养。本教材系高等医学教育课程"十四五"规划基础医学类系列教材。本教材的编写紧跟时代步伐，突出新医科特色，教材内容不仅涵盖了组织学与胚胎学的经典验证性实验，还引入了综合性实验，有助于培养学生的创新思维和综合能力。本教材注重对学生岗位胜任力的培养，引导学生将基础知识与临床疾病相结合，注意结构与功能的统一。教材中思考题侧重于提高学生的实践能力和解决问题的能力。此外，本教材在编写过程中，还深入挖掘组织学与胚胎学实验教学相关的思政元素，以提升学生实验室安全意识和规范意识，培养学生创新思维和实事求是的科学素养，培养学生护佑生命的职业素养，树立大健康理念和推进健康生活方式等，并借助数字资源，将思政教育贯穿于实验教学的全过程，以落实立德树人的育人目标。

《形态学实验(组织学与胚胎学分册)》自2018年8月出版至今，经过7年多的教学实践，得到了全国高等医学院校广大组织学与胚胎学教师和学生的好评。本次编写秉持继承精华和充实更新的原则，力求使本教材更具有科学性和实用性。本教材内容主要有以下变化：教学目标涵盖素质、能力和知识三个维度的育人目标。根据教学需求，本教材目录调整为"上篇　经典验证性实验"和"下篇　综合性实验"。将常用仪器及基本实验方法纳入上篇第一章，使教材内容更具可读性和逻辑性。本次编写更新了组织学的实物图，丰富了胚胎学的模型图，并提升了图片质量，以满足实验课教学的需求。还修订了文字内容，增加了专业名词的英文词汇，旨在提升学生综合素养。针对实验内容编写思考题，以检验学生的观察能力和思辨能力。综合性实验侧重培养学生严谨求是和善于钻研的科学素养。此外，各章节补充蕴含思政元素的数字资源，以拓宽学生知识面，落实素质培养目标。

本教材的编写得到了华中科技大学等多所院校同行专家的支持和帮助，特别是山东数字人科技股份有限公司提供了组织学数字切片图片，在此一并表示衷心的感谢。

我们在编写本教材的过程中认真细致，但受限于知识水平和编写能力，难免有疏漏和错误之处，欢迎读者批评指正。

主　编

目 录

MULU

上篇　经典验证性实验

1

下篇 综合性实验

·上篇·
经典验证性实验

第一章 绪 论

学习目标

1. 素质目标

(1) 培养严谨的科学态度,提升观察事物、分析及解决问题的能力,形成从现象到本质的科研思维。

(2) 建立从二维切片到三维结构的空间想象力,理解组织结构的立体关联性。

(3) 强化实验室安全意识,遵守操作规程,培养责任意识与团队协作精神。

2. 能力目标

(1) 掌握光学显微镜的使用方法及观察组织切片时的注意事项。

(2) 掌握免疫组织化学 ABC 法的基本原理和实验步骤。

(3) 掌握用免疫酶组织化学技术检测碱性磷酸酶的实验原理、实验步骤和注意事项。

(4) 熟悉普通光学显微镜组织标本的制作方法。

(5) 了解实验报告绘图的注意事项。

3. 知识目标

(1) 掌握光学显微镜的构造。

(2) 熟悉电子显微镜的原理。

(3) 了解 HE 染色的基本原理。

(4) 了解免疫组织化学染色在生命科学研究中的应用范围。

(5) 了解免疫酶组织化学技术的原理及应用范围。

实验内容

一、光学显微镜的构造及使用方法

(一) 光学显微镜的构造

光学显微镜由机械部分和光学部分组成(图 1-1)。

1. 机械部分

(1) 镜座:位于光学显微镜的最底部,其他机械装置直接或间接附于其上。镜座有支撑和稳定整个光学显微镜镜体的作用。

(2) 镜柱:位于镜座上方的短柱,连接镜座与镜臂。

(3) 镜臂:一端连于镜柱,一端连于镜筒,是取放光学显微镜时手持握的部位。

(4) 镜筒:位于镜臂前上方的圆筒状结构。上端安装目镜,下端安装物镜转换器。可分为单

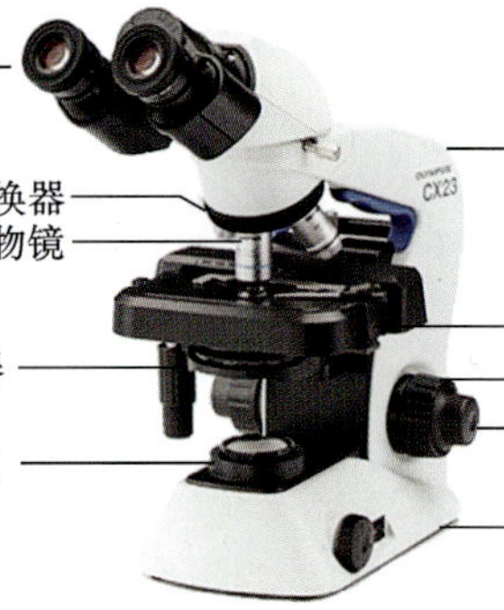

图 1-1　双目光学显微镜

筒式和双筒式两种。目前常用的光学显微镜多为双筒式,两眼同时使用可以缓解眼睛疲劳,两筒之间的距离可以调节。

(5) 物镜转换器:固定在镜筒下方的圆盘状结构,圆盘上有 3～4 个圆孔,分别安装了不同放大倍数的物镜,可以更换不同倍数的物镜。转动物镜转换器时,应用手捏住螺旋盘旋转,不要用手推物镜,以免造成后期成像偏差。

(6) 载物台:放置载玻片的平台,中央有一个通光孔,光线通过此孔照射在载玻片上。在载物台上安装有玻片移动器,用以夹持玻片,并使玻片能够前后、左右移动。

(7) 调节器:装在镜臂或镜柱两侧的粗、细螺旋,用于调节焦距。

粗调节器(粗螺旋):在使用低倍镜前,可先用粗螺旋找到物像。转动粗螺旋可使载物台大幅度升降,快速调节物镜和标本间的距离,使物像出现在视野当中。

细调节器(细螺旋):转动细螺旋可使载物台缓慢升降。在使用高倍镜、油镜或低倍镜时,为了观察到更清晰的物像,可使用细螺旋进行调节。

2. 光学部分

(1) 目镜(eyepiece):一般安装在镜筒的上端,靠近观察者的眼睛。目镜通常由两个透镜组成,上面一个称为接目透镜,起放大作用;下面一个称为会聚透镜或场镜,使物像光亮度均匀。目镜上一般刻有 5×、10×、15× 符号(表示放大倍数),通常使用 10× 的目镜。

(2) 物镜(objective):最靠近标本的光学元件,装在物镜转换器上,其作用是得到放大的实像,并将其反射到目镜。一般显微镜有 3～4 个物镜,放大倍数分别为 4×、10×、40× 和 100×,常用的低倍物镜为 10×,高倍物镜为 40×,油镜为 100×。显微镜的放大倍数是目镜放大倍数与物镜放大倍数的乘积。

(3) 聚光器(condenser):位于载物台的下方,由一组透镜组成。其作用是将光源射来的光线聚合成束,经过标本再折射入物镜。聚光器的一侧下方(左侧或右侧)有一个小旋钮,调节旋钮可以升降聚光器,调节视野光亮度。

(4) 光圈:位于聚光器的下方,由一组金属薄片组成。其外侧有一小柄,转动小柄,可调节其开孔的大小,从而控制通过的光量,同时也可调节影像的反差。光圈小时,反差大;光圈大时,反差小。在进行一般性观察时,不可将光圈完全开大或关闭,在进行显微摄影时,光圈的大小要与物镜的镜口率相匹配,匹配的数值=镜口率×70%。

(二) 光学显微镜的使用

1. 使用光学显微镜的方法

(1) 取镜与放置:取光学显微镜时,右手握住镜臂,左手托住镜座,使光学显微镜保持平稳,将其轻轻放在实验台上,位于操作者前方略偏左侧,距实验台边缘应至少有 10 cm(一拳)的距离。

(2) 对光:打开光学显微镜光源,旋转物镜转换器,先将低倍镜对准载物台圆孔(通光孔),调节聚光器和光圈,从物镜观察视野,调至明亮柔和的光亮度。

(3)置片:先将载物台降至最低点,然后将载玻片放置在载物台上,确保有盖玻片的一面朝上,用玻片移动器固定后,将组织切片放置在载物台的通光孔中央。

(4)低倍镜观察:用光学显微镜观察标本时,应先用低倍物镜找到物像。因为低倍物镜观察范围大,较易找到物像和需进行精细观察的部位。转动物镜转换器,使低倍物镜位于镜筒正下方的光路上。缓慢转动粗螺旋,使载物台上升到最高位置,从目镜观察,缓慢转动粗螺旋,使载物台逐渐下降,配合细螺旋直至看清物像。

(5)高倍镜观察:在低倍镜观察的基础上,选定目标结构,移至视野中央。为防止镜头碰到玻片,一边从显微镜侧面注视玻片与镜头之间的距离,一边缓慢转动物镜转换器,使高倍物镜镜头对准通光孔。从低倍物镜转换成高倍物镜观察时,一般能看到一个模糊的物像,调节细螺旋,可以看见清晰的物像。若视野光亮度不够,可以上升聚光器和开大光圈。

(6)油镜观察:必须先在低倍物镜、高倍物镜下观察,选好目标。将待观察的部位移至视野中央,转动物镜转换器,使高倍物镜镜头离开。在观察部位滴一滴香柏油。从侧面观察镜头与玻片的距离,缓慢使油镜镜头转到通光孔中央,浸没到香柏油中。油镜需要的光亮度较强,将聚光器上升至最高位置,光圈开到最大。一边通过目镜观察,一边稍稍调节细螺旋,使物像清晰。油镜使用完毕后,升高油镜,使其离开通光孔。注意及时清洁镜头,首先用干擦镜纸擦一遍镜头,去掉多余的香柏油;再将滴少许镜头清洁剂于擦镜纸上,将镜头和标本上的香柏油擦去;最后用干净的擦镜纸轻轻擦拭干净。

(7)光学显微镜使用完毕后,下移载物台;取下组织切片,放回切片盒;调整物镜镜头,使其离开通光孔;将光调至最暗,关闭电源;最后盖上防尘罩。

2. 使用光学显微镜的注意事项

(1)在使用光学显微镜前,应检查光学显微镜各部分有无损坏。发现损坏,要及时向实验管理员报告。使用完毕后,应填写光学显微镜使用记录本。

(2)拿取光学显微镜时务必轻拿轻放,不可单手提取,避免碰撞到镜身或使零部件掉落。

(3)保持光学显微镜清洁,光学部分只能用擦镜纸擦拭,切勿口吹、手抹或用布擦,机械部分可以用布擦拭。

(4)更换物镜时,应用手缓慢转动物镜转换器,不能用手直接抓握物镜进行转动。

(5)上升载物台转换物镜时,严禁边操作边在目镜上观察,要从显微镜侧面观察镜头与标本之间的距离,以免物镜与标本相撞而造成玻片或镜头损坏。

(6)需要更换标本时,要先将载物台与镜头分离一定距离,才可取下标本。

(7)避免水滴、乙醇或其他药品接触镜头和载物台,如镜头或载物台有沾污,要立即擦拭干净。

(8)使用光学显微镜观察标本时,需两眼同时睁开,如使用单目显微镜,也需两眼同时睁开,养成良好的观察习惯。

3. 观察组织切片时的注意事项

(1)光学显微镜下呈现的图像为二维平面结构,但人体任何组织、器官均是三维结构,因此观察时需要运用空间思维,构建其三维结构。

(2)观察时还需要考虑到切片制作过程中的人为因素,如组织的裂痕、重叠、染色液中的杂质等。

4. 实验报告中绘图的注意事项

(1)实事求是:不可人为加工,不可艺术夸张,不可抄袭。

(2)绘制对象的选择:应为镜下的典型结构,注意各部分之间的比例。

(3)颜色要求:绘制 HE 染色标本时,注意颜色深浅的运用、线条粗细的结合、点线的描画。

（4）标注要求：标注时字迹要整洁规范，标线要平行整齐。记录好标本名称、染色方法、放大倍数和绘制日期等信息。

二、电子显微镜

电子显微镜（electron microscope），简称电镜，是根据电子光学原理，用电子束和电子透镜代替光束和光学透镜，使物质的细微结构在非常高的放大倍数下成像的电子光学仪器。常用电子显微镜有透射电镜（transmission electron microscope）和扫描电镜（scanning electron microscope）两种。

1. 透射电镜　优点：分辨率高，可用来观察组织和细胞内部的超微结构以及微生物和生物大分子的全貌。工作原理：在真空条件下，电子束经高压加速后，穿透样品时形成散射电子和透射电子，它们在电磁透镜的作用下在荧光屏上成像。电子束投射到样品时，可随组织构成成分密度的不同而出现相应的电子发射，当电子束投射到质量大的结构时，较多电子被散射，因此投射到荧光屏上的电子少而呈暗像，电子照片上则呈黑色（图 1-2）。其标本制作过程：取材（常在机体死亡后数分钟内取材，组织块大小约 1 mm×1 mm×1 mm），用戊二醛、锇酸等固定，经梯度乙醇和 100% 丙酮脱水，树脂包埋，超薄切片（60～90 nm），用乙酸铀和枸橼酸铅等染色。

图 1-2　透射电镜图

A. 透射电镜；B. 中性粒细胞

2. 扫描电镜　优点：获得的图像立体感强，可用来观察生物样品的各种形貌特征。工作原理：扫描电镜利用二次电子信号成像来观察样品的表面形态。用极细的电子束在样品表面扫描，激发样品表面放出二次电子，将产生的二次电子用特制的探测器收集，形成电信号运送到显像管，在荧光屏上显示物体。细胞、组织表面的立体构象，均可摄制成照片（图 1-3）。在扫描电镜标本制作过程中，组织固定后无需包埋和切片，直接在镀膜仪内干燥，在组织表面喷镀一层碳膜和金膜，增加二次电子数。

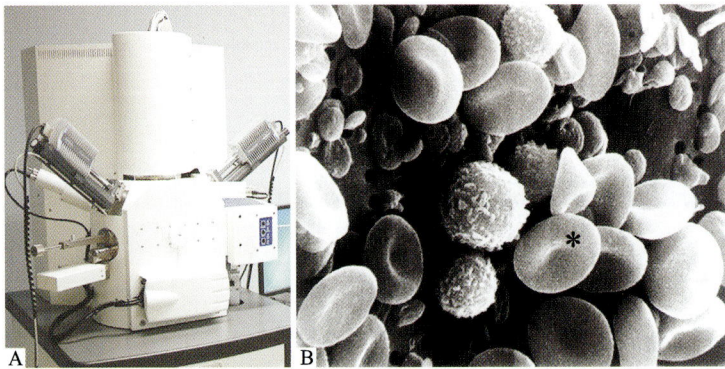

图 1-3　扫描电镜图

A. 扫描电镜；B. 红细胞（星号）

三、石蜡切片与苏木精-伊红染色

（一）石蜡切片

在显微镜下观察组织,需要将组织制成可透光的薄片(微米级)。新鲜取材的组织标本往往质地柔软,难以切成薄片。因此,需要采用石蜡切片技术制作标本。其原理是用固定剂固定组织,经过脱水、透明、浸蜡、包埋等步骤,组织内的水分最终被石蜡代替,同时组织被包埋在石蜡中,使组织保持一定的硬度,以利于切出较薄的组织片。

1. 器材与试剂

(1) 器材:石蜡切片机(图1-4)、毛笔、烤箱、恒温箱、天平、定时器、解剖器械等。

(2) 试剂:Bouin's固定液、乙醇、二甲苯、石蜡等。

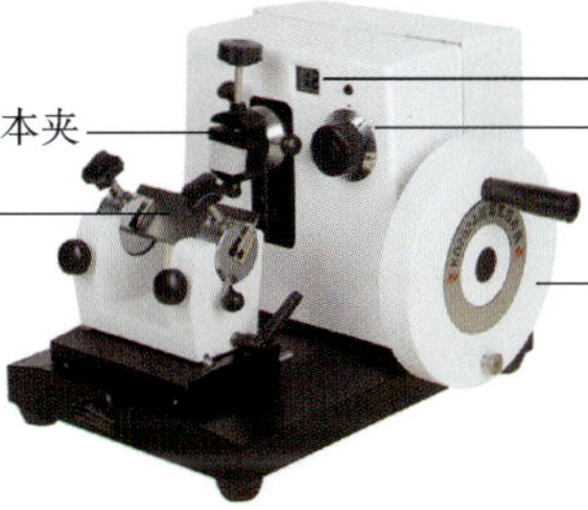

图1-4 石蜡切片机

2. 实验步骤

(1) 取材:实验动物麻醉处死后,迅速解剖并取下所需组织,投入预先准备好的Bouin's固定液中。

取材时需注意以下几点:①取材组织要新鲜。处死动物后,应立即取材并固定,防止细胞自溶或蛋白质发生变性,尽可能使组织结构保持活性状态。②取材部位要准确,动作迅速。需先熟悉动物脏器的解剖关系和器官组织的结构特点,结合实验目的直接选取所需部位。所使用的解剖器械要锋利,选择合适的切面方向,切分标本一次性完成,避免取材时前后反复牵拉和挤压组织。③组织块大小要适当。所取组织厚度应小于1 cm。④适当清洁标本。组织放入固定液前,一般可用温生理盐水洗去多余的血水、黏液、毛发或肠管中的内容物,冲洗时不要损伤组织。

(2) 固定:目的是防止组织和细胞自溶,最大限度地保持组织的原有结构。固定液种类繁多,需根据实验目的确定。原则是尽量使用新配制的固定液。固定方式有灌流固定和浸泡固定两种。固定效果的好坏将直接影响染色结果。因此,需要注意固定的时间、温度等条件。

(3) 修块:在取材过程中,因组织柔软,切开组织时边缘可发生损伤或不整齐,故在组织固定过程中需进一步修整(即修块)。将修整后的组织重新放入固定液中继续固定。修块的时间选择在固定6 h后,所修组织的厚度应在0.5 cm左右。

(4) 脱水:最终要使固定好的组织细胞内和细胞之间均渗入石蜡分子,使所制成的组织坚硬,以利于切出较薄的组织片。但是,石蜡与水不相溶,故需用脱水剂将组织中的水分去除。脱水剂的种类很多,乙醇、丙酮等均是脱水剂。乙醇价格便宜,脱水速度快,故常用梯度乙醇溶液作为脱水剂。用梯度乙醇溶液脱水时,脱水时间的长短与组织的大小、结构有关。脱水的一般顺序如下:70%乙醇溶液,脱水2 h,可长期保存组织;80%乙醇溶液,也可保存组织,但多用其常温过夜来脱水(目的是调整脱水时间);90%乙醇溶液,脱水4~6 h;95%乙醇溶液,脱水4~6 h;100%乙醇,脱水2~3 h;更换100%乙醇,继续脱水2~3 h。

(5) 透明:因乙醇与石蜡不相溶,所以要用能够溶解石蜡的溶剂将脱水后组织中的乙醇置换,这一过程称为透明。透明所使用的溶剂为透明剂。透明剂种类繁多,二甲苯、苯、丙酮等均为透明剂。但是苯的毒性较大,丙酮价格较高,故很少使用。由于二甲苯毒性小,价格便宜,透明速度快,故经常使用二甲苯作为透明剂。二甲苯置换乙醇的时间长短与组织大小、结构有关。透明的一般过程如下:用二甲苯浸泡 15 min,更换二甲苯继续浸泡 15 min 或 15 min 以上(操作者可根据具体组织,灵活掌握此步骤的时间)。透明的具体时间以组织刚呈半透明状态或完全浸透为准。

(6)浸蜡:透明后的组织要浸于熔化的石蜡中,使石蜡分子完全渗入组织内。浸蜡期间更换 2 次新鲜石蜡,每次浸蜡 20～30 min。较理想的浸蜡温度是石蜡刚熔化的温度。浸蜡是否成功与温度和时间有关。

(7)包埋:包埋时,先把熔化的石蜡倒入包埋器中,迅速置入浸透石蜡的组织。置入前要分清组织的各个面,将所需切面朝下。包埋有腔的组织时,需平放或立放,以获得所需切面。

(8)修块:石蜡凝固后,组织便包封在石蜡内,这时需要把包有组织的蜡块修成一定形状以便切片。可在适当的位置做上标记,以便日后辨认。修块时,组织周围留有 2～3 mm 宽的石蜡边。要把蜡块的各个面修平整,尤其是蜡块的上、下面,一定要平行,以便于连续切片和保证切片的质量。

(9)切片:将修好的蜡块装在切片机上,利用切片机修整蜡块的包埋面,使组织切面完全显现,即可进行连续切片。修蜡块切面时,左手以适当速度顺时针旋转蜡块推进旋轮,使蜡块以适当的速度向前方推进;右手逆时针旋转切片旋轮,使蜡块表面被修整,直至组织切面完全暴露。切片时,左手持毛笔稍微旋转,右手摇动摇柄均匀切出连续蜡带。切片刀与组织的夹角以 6°～8° 为宜,一般组织片的厚度为 3～5 μm。将蜡块根据染色目的切成不同厚度。左手用毛笔轻托蜡带,右手用镊子夹住蜡带一端,使其光泽面向下铺于 40～42 ℃ 的水面上。待蜡带受热伸展平整后,即可用弯头镊子将蜡带分离成单个蜡片,再将事先已涂抹防脱剂的载玻片垂直伸入水中,将载玻片提起,蜡片即被捞起,用细针调整蜡片在载玻片上的位置(此步可省略)。

3. 注意事项

(1)取材时尽量动作迅速。

(2)脱水和透明一定要充分。脱水不充分则不利于浸蜡,易使石蜡与组织之间形成夹层,给切片造成困难。脱水和透明的时间也不能过长,否则会使组织变得过硬,不便于浸蜡,切片时易导致组织脆裂。

(二) 苏木精-伊红染色

未染色的组织切片呈透明状,由于反差小或无反差,不便于观察器官内的组织成分。为了增加组织细胞的色彩对比度,需要对组织切片进行染色。染色方法很多,但最常用的染色方法是苏木精-伊红染色(hematoxylin and eosin staining),简称 HE 染色。HE 染色基本原理:染色时酸性物质与碱性染料中的阳离子结合,碱性物质与酸性染料中的阴离子结合。苏木精是碱性染料,可将染色质(细胞核内)与核糖体(细胞质内)染成紫蓝色;伊红是酸性染料,可将细胞质和细胞外基质中的成分染成粉红色。易被碱性染料着色的性质,称为嗜碱性;易被酸性染料着色的性质,称为嗜酸性。

1. 器材与试剂

(1)器材:染色缸、盖玻片、酸度计、定时器和普通光学显微镜等。

(2)试剂:乙醇、二甲苯、苏木精、伊红、中性树胶、黏附剂等。

(3)染色液配制。

①苏木精染色液配制:苏木精 2.5 g,无水乙醇 25 mL,钾明矾(硫酸铝钾)50 g,蒸馏水 500 mL,氧化汞 1.25 g,冰乙酸 20 mL。先将钾明矾用水溶解,加热至沸腾使之彻底溶解。然后将苏木精溶解于无水乙醇中,再加入装有钾明矾溶液的三角烧杯内,继续加热煮沸 1 min。缓慢加入氧化汞,继续加热煮沸 1 min,迅速将三角烧杯放入冷水内冷却。将冷却后的苏木精染色液过滤

Note

后置于棕色试剂瓶中备用。欲使细胞核着色加强,染色前可再加冰乙酸。

②伊红染色液配制:用蒸馏水配制 0.5% 伊红染色液。

2. 实验步骤

(1)烤片:目的是将带有蜡的组织切片牢固地粘在载玻片上,避免在染色过程中组织脱落。组织切片在 50~65 ℃ 的恒温箱中至少放置 2 h。神经组织切片的烤片时间更长,在 60 ℃ 温箱中过夜更好。

(2)脱蜡:用水溶性染色剂染色,必须去掉组织切片中的石蜡。常用的脱蜡剂为二甲苯。通常将组织切片用二甲苯浸泡 10~15 min,再更换二甲苯继续浸泡 10~15 min 脱蜡。染色前必须彻底脱蜡,否则会影响组织着色。

(3)水化:因二甲苯与水不相溶,乙醇分别与水及二甲苯相溶,故可用下行梯度乙醇溶液使组织水化。水化时间:将组织切片用 100% 乙醇浸泡 5~10 min,更换 100% 乙醇再浸泡 5~10 min,95% 乙醇溶液浸泡 5 min,90% 乙醇溶液浸泡 1~2 min,80% 乙醇溶液浸泡 1~2 min,70% 乙醇溶液浸泡 1~2 min。

(4)水洗:将组织切片放入自来水中浸泡 5~10 min,使组织切片充分水化,并可洗去多余的乙醇。

(5)苏木精染色:将水化后的组织切片直接放入苏木精染色液中染色 3~5 min,以使细胞核着色。

(6)蓝化:将组织切片用流动的自来水洗 5~10 min,一则可以洗去多余的苏木精染色液,二则可使苏木精在弱碱性水中呈蓝色,该过程称为蓝化。自来水为弱碱性,也可采用弱碱性的氨水溶液蓝化。

(7)分化:在显微镜下观察组织切片中细胞核的着色程度,如果细胞质和细胞核仍不能区分,或细胞质着色,则需把组织切片放入 1% 盐酸乙醇溶液中数秒,再重复蓝化过程,直至细胞质无蓝色,此过程称为分化。分化后的组织切片再放入蒸馏水中 5~10 min。

(8)伊红染色:将组织切片直接放入伊红染色液中 5~10 min,使细胞质着色,组织切片置入自来水片刻,洗去多余的染色液。

(9)脱水:将组织切片置入 70% 乙醇溶液片刻,80% 乙醇溶液片刻,90% 乙醇溶液 1~2 min,95% 乙醇溶液 5 min。当组织切片置入 95% 乙醇溶液后,用显微镜观察标本的伊红染色程度,如伊红过染,则可退回到 70% 乙醇溶液中分化,再用显微镜观察,直到染色程度合适为止。若用显微镜观察标本的伊红染色程度合适,则置入 100% 乙醇 10 min,更换新鲜 100% 乙醇,继续脱水 10 min。

(10)透明:将组织切片置入二甲苯中浸泡 10~15 min,更换新鲜二甲苯,再浸泡 10~15 min,透明时间一定要充足,以确保乙醇完全被置换出来,使组织切片清澈透明。

(11)封片:透明后的组织切片用绸布擦去多余的二甲苯,直接滴加中性树胶,压上盖玻片,即可镜检。封片有利于镜下观察,并可防止组织切片受潮或受磨损,利于长期保存。封片时,需注意滴加树胶要快,以免组织干燥而影响观察效果,树胶不必滴入太多,盖住组织即可;压盖玻片时,用镊子夹住盖玻片,使其一端先接触树胶,再轻轻盖好,以防出现气泡。

3. 注意事项

(1)染色时的 pH 很重要。配制苏木精染色液时,染色液中矾类太少会使细胞核染色偏红,太多会造成染色弥散,需要严格按照配方进行配制。如果组织块在福尔马林中固定时间长,组织酸化,则会影响细胞核着色。因此,要用自来水冲洗更长时间或在碳酸锂饱和水溶液中处理 10~30 min,这样可以使细胞核着色较深。若染伊红时细胞质着色不佳,则可在伊红染色液中滴加 1~2 滴冰乙酸。

(2)放置时间过长的苏木精染色液会形成有色沉淀,影响染色质量,需要过滤后使用,染色时间也要相对延长。染色液应每次少量配制,每个月更换一次。

Note

（3）分化这一步骤非常关键,应在显微镜下反复检验后进行,一般以细胞核染色清晰而细胞质基本无色为佳。过度延长分化时间将导致染色太浅,应重新染色后再行分化。

四、免疫组织化学技术

免疫组织化学技术(immunohistochemical technique)是指应用免疫学原理(抗原、抗体间的特异性结合)和特殊的标记技术,用标记的特异性抗原或抗体在组织或细胞原位,通过上述免疫反应(抗原抗体反应)和组织化学的呈色反应,对相应的抗原或抗体进行定性、定位和定量测定的一项免疫学检测方法。免疫组织化学技术按照标记物的种类可分为免疫酶法、免疫荧光法、免疫铁蛋白法、免疫胶体金法及放射免疫自显影法等。此处重点介绍免疫酶组织化学技术。

免疫酶组织化学技术的基本原理:首先通过共价键将酶结合在抗体上,制成酶标抗体。在检测时,酶标抗体与相应抗原结合。利用酶对底物的催化特性,添加含有底物的显色剂,于是在抗原、抗体结合的部位会产生不溶的有色产物,从而显示出标本中抗原(多肽或蛋白质)分布的部位,可用普通光镜来检测判断,也可通过图像分析仪达到定量测定的目的。

免疫酶组织化学技术有直接法和间接法两类。直接法是抗原与酶标记抗体结合,显色后直接进行观察的方法;间接法是抗原与第一抗体(简称一抗)结合,第一抗原抗体复合物与对应并且酶标记的第二抗体(简称二抗)结合,显色后再行观察的方法。直接法虽然较间接法定位更为精细,但是容易出现显色不明显的情况。随着标记的二抗的商品化,间接法的实验结果重复性好,所以目前免疫组织化学技术均应用间接法。亲和素-生物素-过氧化物酶复合物法(ABC法)是目前广泛使用的间接免疫组织化学法。该法的基本原理:一个亲和素分子具有4个与生物素结合的位点,用于与生物素化的二抗结合,最后通过过氧化酶的组织化学显色反应显示组织或细胞中的抗原。

1. 器材与试剂

（1）器材:染色缸、湿盒、加样器、吸管、振荡混匀器、定时器、微波炉、光学显微镜、盖玻片、卷纸等。

（2）试剂:0.01 mol/L PBS缓冲液、ABC试剂盒、特异性抗体、DAB试剂盒、中性树胶、柠檬酸盐缓冲液(pH 6.0)等。

2. 实验步骤

（1）常规切片脱蜡及水化:将组织切片依次浸于二甲苯Ⅰ、Ⅱ中各10～15 min,无水乙醇Ⅰ、Ⅱ中各3～5 min,95%乙醇溶液、90%乙醇溶液、80%乙醇溶液、70%乙醇溶液中各1～2 min,取出组织切片,置于蒸馏水中3～5 min。

（2）抗原修复:将放有组织切片的柠檬酸盐缓冲液置于微波炉内加热,使温度保持在92～98 ℃,并持续20 min。从微波炉内取出组织切片,室温下冷却,用0.01 mol/L PBS缓冲液洗涤3次,每次3～5 min。该步骤可选做,并非每种抗原都需要修复。

（3）封闭内源性过氧化物酶:在组织切片上滴加3% H_2O_2,室温下孵育10～15 min。用蒸馏水冲洗,0.01 mol/L PBS缓冲液浸泡3次,每次3～5 min。

（4）特异性一抗孵育:滴加一抗,4 ℃下过夜。用0.01 mol/L PBS缓冲液冲洗3次,每次3～5 min。

（5）生物素化二抗孵育:滴加二抗,37 ℃孵育30 min,用0.01 mol/L PBS缓冲液冲洗3次,每次5 min。

（6）加底物显色。

（7）苏木精复染。

（8）常规脱水、透明:依次放入至70%、80%、90%、95%乙醇溶液和100%乙醇中脱水,每级3～10 min;二甲苯Ⅰ、Ⅱ中各15 min。

（9）用中性树胶封片。

3. 注意事项

（1）ABC 法应设置阴性对照、阳性对照和空白对照（用 PBS 代替一抗），以排除特异性染色。

（2）要控制显色反应时间，以阳性反应着色（棕褐色）最强时间为最佳时间。

（3）滴加抗体的量要适量。

（4）染色在湿盒中进行，防止液体干涸。

五、组织化学实验(钙-钴法显示碱性磷酸酶)

碱性磷酸酶(alkaline phosphatase，简称 ALP 或 AKP)是一类在碱性环境下活性很强的水解酶。磷酸酶不仅参与磷酸酯化合物的水解反应，也参与其逆反应及磷酸转移反应。碱性磷酸酶不是单一的酶，而是一组同工酶。已发现有 AKP1、AKP2、AKP3、AKP4、AKP5 与 AKP6 六种同工酶。其中第 1、2、6 种均来自肝脏，第 3 种来自骨细胞，第 4 种产生于胎盘及癌细胞，第 5 种则来自小肠绒毛上皮与成纤维细胞。

检测碱性磷酸酶的基本原理：在碱性环境下，碱性磷酸酶可将底物（如 β-甘油磷酸钠，α-萘酚磷酸钠）分解，产生的磷酸根离子被孵育液中的钙离子捕获而生成磷酸钙沉淀。因磷酸钙无色，需加入硝酸钴，用钴离子置换钙离子，形成磷酸钴沉淀后，用硫化铵处理，形成棕黑色硫化钴颗粒沉淀，从而显示酶活性部位。

1. 器材与试剂

（1）器材：湿盒、染色缸、烧杯、镊子、光学显微镜、盖玻片等。

（2）标本：大鼠肾组织冰冻切片。

（3）试剂：3% β-甘油磷酸钠溶液、2%苯巴比妥钠溶液、2%氯化钙溶液、2%硫酸镁溶液、2%硝酸钴溶液、0.5%硫化铵溶液、苏木精染色液、甘油明胶等。

（4）孵育液配制：3% β-甘油磷酸钠溶液 10 mL，2%苯巴比妥钠溶液 10 mL，2%氯化钙溶液 20 mL，5%硫酸镁溶液 5 mL，蒸馏水 5 mL。

按上述比例配制后，调节 pH 至 9.4，过滤后备用。

2. 实验步骤

（1）冰冻切片设对照组和实验组。对照组标本置于蒸馏水中孵育；实验组标本置于孵育液中孵育，37 ℃ 5～10 min。

（2）流水冲洗 2 min，蒸馏水洗 2 min。

（3）将冰冻切片置入 2%硝酸钴溶液，室温下 5 min。

（4）流水洗 5 min，蒸馏水洗 2 min。

（5）将冰冻切片置入 0.5%硫化铵溶液 1 min。

（6）流水洗 5 min，蒸馏水洗 2 min。

（7）苏木精染色液染色 15 min。

（8）将冰冻切片置入自来水 5 min。

（9）甘油明胶封片。

3. 注意事项

（1）一定使用冰冻切片。

（2）实验过程中切片不能干燥，要保持湿润。

（3）每次滴加试剂时，要去掉切片上多余的水滴。

Note

▶▶ 思考题

（1）观察下图，在图中标出制作切片过程中形成的人工假象。

HE 染色(低倍)

（2）为了探究碱性磷酸酶在肾小球肾炎发病过程中的作用，某学生采用钙-钴法检测肾组织切片中碱性磷酸酶，并对染色后的结果进行图像统计分析。结果显示：肾小球肾炎组与对照组相比，阳性产物显著增多。该学生得出以下结论：肾小球肾炎患者肾组织碱性磷酸酶含量显著高于正常人群。请分析该生的实验结论是否正确，为什么？

▶▶ 知识链接

（1）组织的固定方法。
（2）快速病理诊断。
（3）免疫组织化学技术设立对照组的意义。
（4）免疫组织化学技术的发展与应用。

（李跃萍　齐亚灵）

第二章 上皮组织

🞣 学习目标

1. 素质目标 理解不同上皮组织的分布特点与其生理功能的关联性,培养结构与功能相适应的医学思维。

2. 能力目标

(1) 辨认各类被覆上皮,并描述其形态特点。

(2) 识别腺上皮中浆液腺泡、黏液腺泡和混合腺泡。

3. 知识目标

(1) 掌握被覆上皮的结构特点和功能。

(2) 熟悉腺上皮的结构特点。

🞣 实验内容

一、单层扁平上皮

(一) 单层扁平上皮侧面观

材料与方法:大鼠膀胱,HE 染色。

1. 肉眼观 表面不规则,染成蓝色的一侧为膀胱腔面;相对的一侧较为平坦,为膀胱的外表面(浆膜面)。

2. 低倍镜 镜下定位于膀胱浆膜面,与其相对的是膀胱腔面。浆膜面被覆单层扁平上皮(simple squamous epithelium),边缘呈一条略弯曲的浅红色细带,为单层扁平上皮侧面观,其内断续的蓝紫色点状结构为单层扁平上皮细胞的细胞核。

3. 高倍镜 选取细胞核较多、排列整齐的部位进一步观察。可见细胞扁、薄,细胞质少,因呈粉红色,不易与周围结缔组织进行区分。细胞核呈椭圆形或扁圆形,细胞核的长轴与上皮表面平行(图 2-1)。

(二) 单层扁平上皮表面观

材料与方法:大鼠大网膜,铺片,硝酸银浸染和苏木精染色。

1. 肉眼观 标本不规则,为黑色或棕色。

2. 低倍镜 寻找大网膜铺成单层且细胞轮廓清晰的视野,观察单层扁平上皮的表面形态结构。单层扁平上皮细胞呈不规则形或多边形,细胞间有棕黑色硝酸银颗粒沉积。

3. 高倍镜 细胞之间的硝酸银颗粒较大,着色深。细胞外间质极少。细胞排列紧密,相互嵌合。细胞核呈椭圆形,被苏木精染成蓝色(图 2-2)。

Note

13

图 2-1　单层扁平上皮侧面观(高倍)

箭头示细胞核

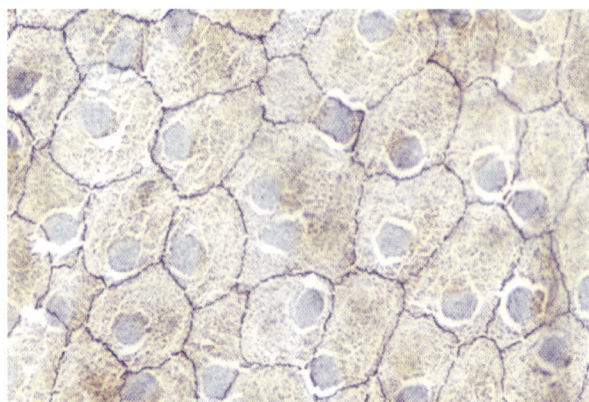

图 2-2　单层扁平上皮表面观(高倍)

二、单层立方上皮

材料与方法:狗肾脏,HE 染色。

1. 肉眼观　标本为红色,肾髓质部分染色较浅。

2. 低倍镜　染色较浅的区域为肾髓质,可见许多大小不等的管腔。其中肾小管和集合管管壁上皮为单层立方上皮(simple cuboidal epithelium)。

3. 高倍镜　选择管腔大而规则,细胞分界清晰的集合管进一步观察。上皮细胞呈立方形,排列紧密,细胞质呈粉红色,细胞核为卵圆形,位于细胞中央(图 2-3)。

图 2-3　单层立方上皮(高倍)

三、单层柱状上皮

材料与方法:兔空肠,HE 染色。

1. 肉眼观 标本一侧平坦,为空肠外膜;另一侧凹凸不平,为空肠管腔面。

2. 低倍镜 镜下定位于空肠管腔面,可见许多手指状细小突起,为小肠绒毛。小肠绒毛表面被覆的组织是单层柱状上皮(simple columnar epithelium);其中白色空泡状细胞是杯状细胞。

3. 高倍镜 上皮细胞大部分呈高柱状,为柱状细胞,细胞质呈粉红色;细胞核呈长卵圆形,位于细胞近基底部。细胞游离面可见薄层深红色带状结构,为纹状缘(striated border),由柱状细胞的微绒毛构成(图 2-4)。

杯状细胞(goblet cell)散在分布于柱状细胞之间,形似高脚酒杯。顶部膨大,充满黏原颗粒。在制作切片时黏原颗粒被溶解,因而染色很浅,呈白色空泡状,游离面无纹状缘。细胞基底部狭窄,含深蓝色的细胞核,细胞核常为三角形或杆状。

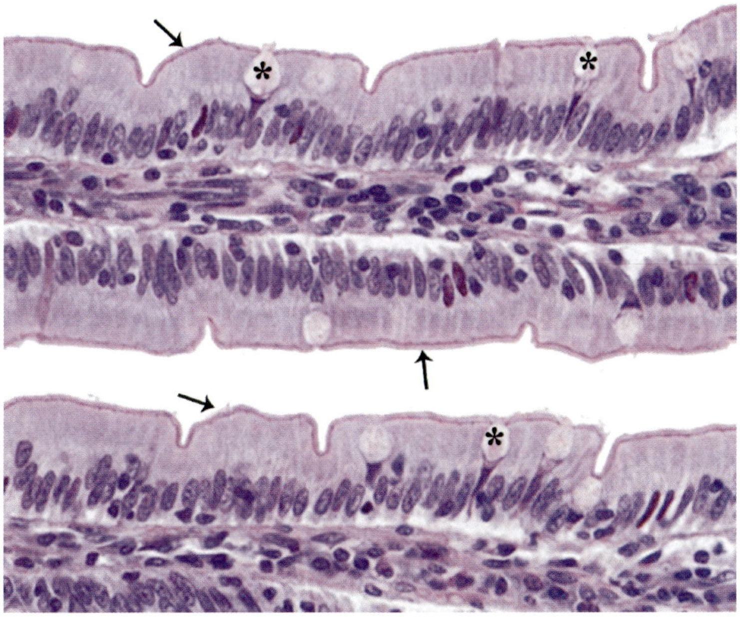

图 2-4 单层柱状上皮(高倍)

星号示杯状细胞;箭头示纹状缘

四、假复层纤毛柱状上皮

材料与方法:兔气管,HE 染色。

1. 肉眼观 可见一腔面规则的管腔结构,为气管的横切面,染色较浅。

2. 低倍镜 镜下定位于气管腔面。表面被覆的薄层深染组织为假复层纤毛柱状上皮(pseudostratified ciliated columnar epithelium)。上皮较厚,细胞排列紧密。细胞核位置不在同一水平,形似复层上皮。

3. 高倍镜 上皮细胞游离面可见大量红色丝状突起,即为纤毛。基底面附着于基膜(basement membrane)上,基膜呈均质粉红色带状,较为明显(图 2-5)。上皮细胞形态和界限分辨不清,由柱状细胞、梭形细胞、锥形细胞和杯状细胞组成。

(1)柱状细胞:数量最多,呈高柱状,顶部可达上皮游离面,其上布满密集、规则排列的纤毛。细胞质呈粉红色,细胞核呈椭圆形,位置靠近细胞的游离面。

Note

15

（2）梭形细胞：夹于其他细胞中部，胞体呈梭形，细胞核较细长，位于细胞中央。

（3）锥形细胞：呈锥形，位于上皮深部，胞体较小，细胞核呈圆形。

（4）杯状细胞：夹在其他细胞之间，顶部膨大呈空泡状，内部充满黏原颗粒。

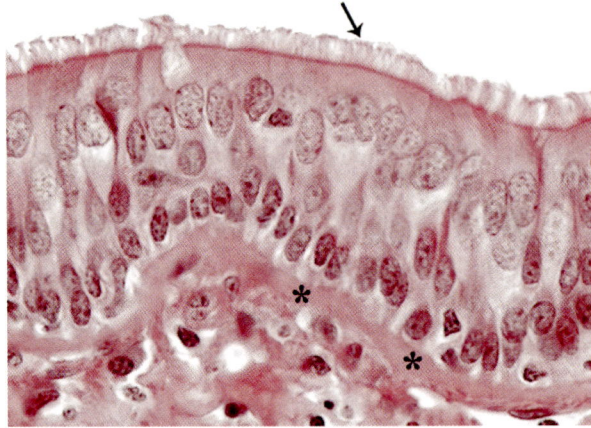

图 2-5　假复层纤毛柱状上皮（高倍）

星号示基膜；箭头示纤毛

五、未角化复层扁平上皮

材料与方法：狗食管，HE 染色。

1. 肉眼观　可见管腔结构，腔面不规则，为食管的横切面。管壁染色较深。

2. 低倍镜　食管腔面不规则，表面被覆较厚的复层上皮，为由多层细胞密集排列组成的复层扁平上皮。游离面细胞未角化，含有细胞核，因此为未角化复层扁平上皮（nonkeratinized stratified squamous epithelium）。上皮基底面与深部结缔组织连接处凹凸不平。结缔组织呈乳头状凸入上皮。

3. 高倍镜　由上皮基底面至游离面观察各层上皮细胞（图 2-6A）。基底层为一层矮柱状或立方形细胞，细胞核呈卵圆形，细胞质嗜碱性，染色较深。中间层为数层多边形细胞，细胞体积较大，界限清晰，细胞核居中，呈椭圆形或圆形。近表层细胞逐渐变为梭形。表层细胞为数层扁平状细胞，界限不清，细胞核扁平，较小，染色深。

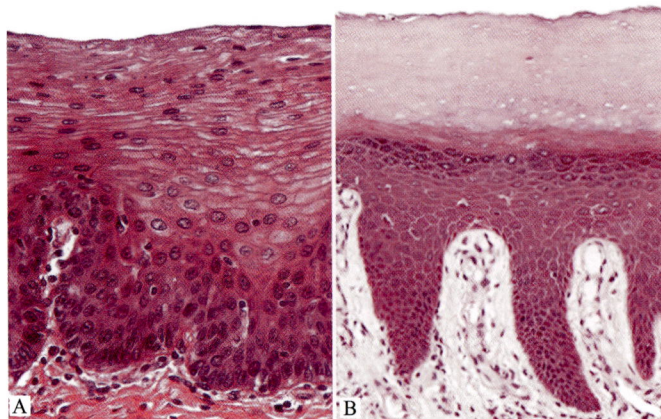

图 2-6　复层扁平上皮（低倍）

A. 未角化复层扁平上皮；B. 角化复层扁平上皮

六、角化复层扁平上皮

材料与方法：人手指皮，HE 染色。

1. 肉眼观 标本一侧呈弧形隆起，为皮肤的表皮，染色较深；另一侧染色较浅，为皮肤的真皮和深层的皮下组织。

2. 低倍镜 皮肤的浅层为角化复层扁平上皮（keratinized stratified squamous epithelium），即表皮（图 2-6B）。游离面细胞的细胞质呈均质状，染成红色，无细胞核，为角质层。染色较深的部分为上皮的其他各层，上皮的基底面与深部结缔组织相连，且交界处凹凸不平。

3. 高倍镜 浅层为角化的细胞，细胞界限模糊，细胞核消失，呈均质红色。上皮细胞深部各层细胞可见细胞核，中间为数层多边形细胞和梭形细胞，基底层为一层矮柱状或立方形细胞（详见第十一章"皮肤"）。

七、变移上皮

材料与方法：兔膀胱，HE 染色。

1. 肉眼观 表面不规则且染色较深的一侧为膀胱腔面。

2. 低倍镜 膀胱腔面为变移上皮（transitional epithelium）。上皮与结缔组织交界面较平坦。空虚状态的膀胱，上皮较厚，表层细胞较大，细胞层数较多。充盈状态的膀胱，上皮较薄，细胞层数变少。

3. 高倍镜 空虚状态的膀胱上皮表层为较大的立方形细胞，可盖住几个中间层细胞，称为盖细胞；细胞质呈嗜酸性，染成红色；细胞核为圆形或椭圆形，有的细胞含有两个细胞核；中间的数层细胞为多边形，细胞质着色浅（图 2-7A）。充盈状态的膀胱，表层细胞为扁平形，细胞核为椭圆形（图 2-7B）。基底层为一层立方状或矮柱状细胞，细胞较小。上皮基底面与结缔组织交界处有基膜。

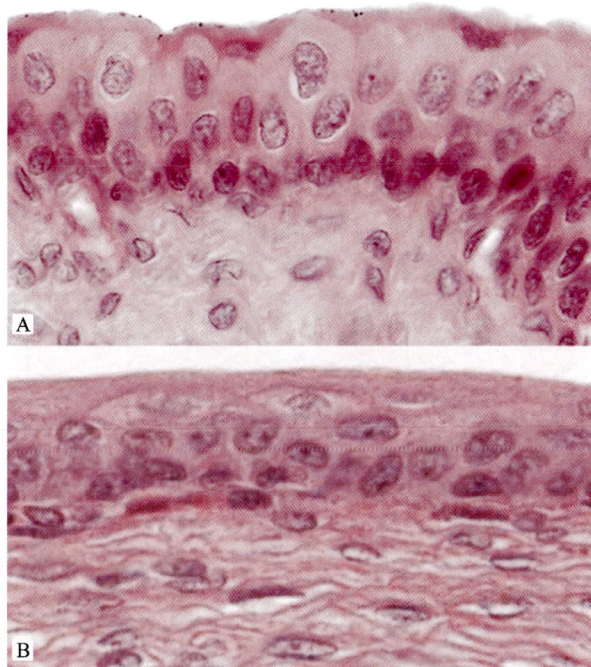

图 2-7 变移上皮（高倍）
A.空虚状态的膀胱上皮；B.充盈状态的膀胱上皮

Note

八、腺上皮

材料与方法:人下颌下腺,HE 染色。

1. 肉眼观   标本不规则,染色深浅不一。

2. 低倍镜   在下颌下腺实质内可见许多大小不等,呈圆形、卵圆形或不规则形的腺泡和导管切面。

3. 高倍镜   腺上皮可见三种腺泡,均由锥形的腺细胞围成。腺泡的腔面为腺上皮的游离面。细胞质染色深浅不一,有些腺泡可与导管相连。下颌下腺腺上皮的三种腺泡如下所示(图 2-8)。

(1)浆液腺泡(serous acinus):呈卵圆形,由数个浆液细胞围成。基底部细胞质嗜碱性强,顶部细胞质内含嗜酸性的酶原颗粒,为红色。细胞核圆形,位于细胞偏基底部。

(2)黏液腺泡(mucous acinus):体积较大,由数个黏液细胞围成。细胞质内含大量黏原颗粒,细胞质几乎不着色,呈泡沫或空泡状。细胞核呈扁圆形,位于细胞基底部。

(3)混合腺泡(mixed acinus):主要由黏液细胞组成腺泡的主体,数个浆液细胞聚集于腺泡一侧,形成浆半月。

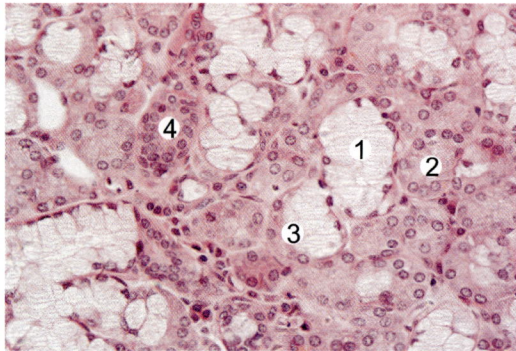

1—黏液腺泡;2—浆液腺泡;3—混合腺泡;4—导管

图 2-8   下颌下腺腺上皮(高倍)

▶▶ 思考题

1. 观察下图,写出箭头 1 和箭头 2 所指示的细胞名称,箭头 3 所指示的结构名称。

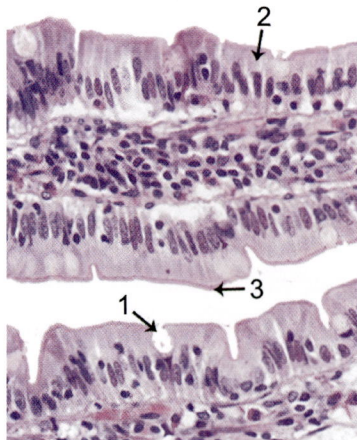

HE 染色(高倍)

2. 观察下图,写出组织名称,并写出箭头 1 和箭头 2 所指示的结构名称。

思考题解析

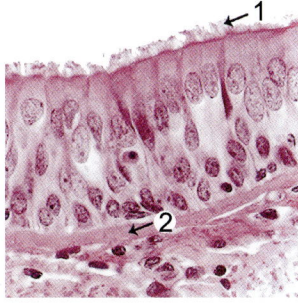

HE 染色(高倍)

▶▶ 知识链接

（1）甲壳虫背部盾形上皮。

（2）上皮-间质转化。

知识链接

（寻　阳）

第三章 结 缔 组 织

实 验 内 容

一、疏松结缔组织铺片

材料与方法:兔皮下组织铺片,活体注射台盼蓝、醛复红、核固红和伊红进行复合染色。

1. 肉眼观 标本为不规则薄膜,染色深浅不一,大多呈浅粉色,有的区域较红。

2. 低倍镜 选择标本薄且染色较浅处观察。可见细丝状纤维交织成网,胶原纤维染成红色带状,弹性纤维染成紫蓝色。纤维间可见散在分布的细胞,含有蓝色颗粒的细胞主要为巨噬细胞。纤维和细胞之间可见淡染的细胞外基质。

3. 高倍镜 选择细胞和纤维均较为疏散且清晰的部位进一步观察。可见不同种类纤维和细胞(图 3-1)。

(1) 胶原纤维(collagen fiber):数量多,粗大,有分支,交织成网,呈淡粉色。适当调暗后更易辨认。

(2) 弹性纤维(elastic fiber):相较于胶原纤维更细,多为直行,易观察。部分因弹性回缩而末端呈卷曲状。

(3) 巨噬细胞(macrophage):形态不规则,轮廓不清,细胞核呈卵圆形,被核固红染成深红色(并非细胞核呈嗜酸性)。细胞质内可见粗大的蓝色染料吞噬颗粒。

二、疏松结缔组织切片

材料与方法:狗食管,HE 染色。

1. 肉眼观 可见一腔面不规则的管腔,为食管的横切面,食管壁染成红色。

Note

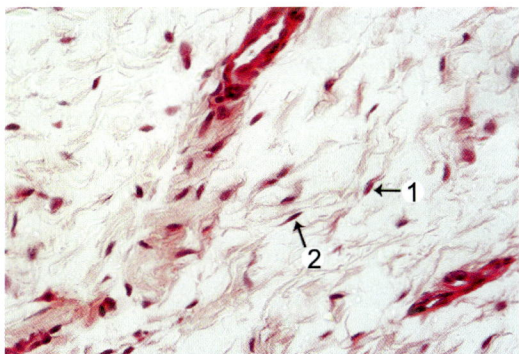

1—巨噬细胞；2—胶原纤维；3—弹性纤维

图 3-1　疏松结缔组织铺片（高倍）

2. 低倍镜　食管壁由腔面向外可分为黏膜、黏膜下层、肌层和外膜。染成深红色的是肌组织。在黏膜肌层和肌层之间的浅粉色区域为疏松结缔组织（loose connective tissue），血管丰富，细胞数量较少，散在分布。

3. 高倍镜　在疏松结缔组织中可见呈粉红色丝状结构的纤维，主要为胶原纤维。制作切片时纤维被切断，因而较短，呈波浪状。在 HE 染色下，胶原纤维与弹性纤维颜色相近，因此不易分辨。

散在分布于纤维间的细胞主要有成纤维细胞（fibroblast）与纤维细胞（fibrocyte）。纤维细胞数量较多，细胞核呈梭形，深紫蓝色，细胞质较少。成纤维细胞的细胞质较丰富，细胞核为椭圆形。其他种类的细胞不易识别。纤维与细胞之间染色浅淡的区域为细胞外基质（图 3-2）。

1—成纤维细胞；2—纤维细胞

图 3-2　疏松结缔组织切片（高倍）

三、浆细胞

材料与方法：人肉芽组织，HE 染色。

1. 肉眼观　标本染成深红色。

2. 低倍镜　观察细胞数量较多的部位，可见浆细胞成群分布。

3. 高倍镜　浆细胞（plasma cell）呈卵圆形，胞体较大，细胞质呈嗜碱性，细胞轮廓清晰（图 3-3）。细胞核呈卵圆形或圆形，偏向细胞一侧；细胞核内异染色质呈块状，多数沿核膜内侧排列，呈车轮状。此外，肉芽组织为新生的结缔组织，可见较多成纤维细胞以及血管。

Note

21

1—浆细胞;2—成纤维细胞

图3-3　浆细胞(高倍)

四、肥大细胞

材料与方法:大鼠皮下组织铺片,甲苯胺蓝染色。

1. 肉眼观　标本染成浅蓝色。

2. 低倍镜　浏览全片,可见染色较深、细胞质呈紫红色的细胞,常成群分布,为肥大细胞(mast cell),有时可富集在血管周围。此外,还可见较多浅蓝色细胞核,为结缔组织中其他类型的细胞。

3. 高倍镜　肥大细胞呈卵圆形,细胞质内充满紫色、大小不一、密度不均匀的分泌颗粒。细胞核较小,呈卵圆形,未着色,多位于细胞中央。少数细胞因破裂而使其分泌颗粒外溢于细胞周围(图3-4)。

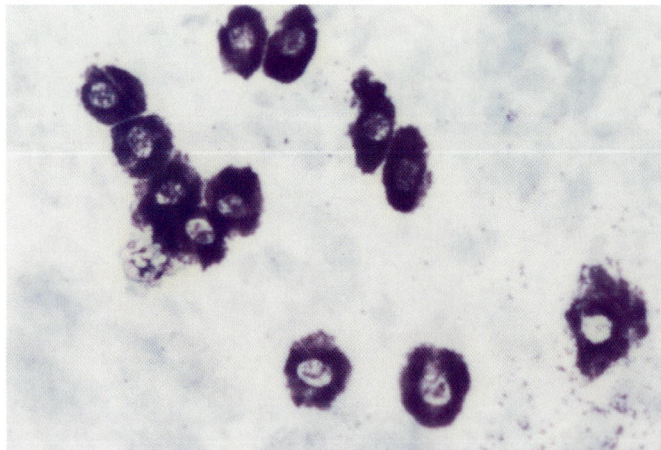

图3-4　肥大细胞(高倍)

五、不规则致密结缔组织

材料与方法:人皮肤,HE染色。

1. 肉眼观　呈弧形凸起的一侧为表皮,另一侧为真皮和皮下组织。

2. 低倍镜　镜下定位于真皮和皮下组织。真皮为不规则致密结缔组织(irregular dense connective tissue),可见深红色胶原纤维束交错成网,细胞散在分布于纤维之间,血管丰富。

3. 高倍镜　可见胶原纤维的横切面、纵切面以及斜切面。胶原纤维之间可见染成蓝色的细胞核,主要为成纤维细胞和纤维细胞的细胞核,细胞因轮廓不清而不易辨别(图3-5)。

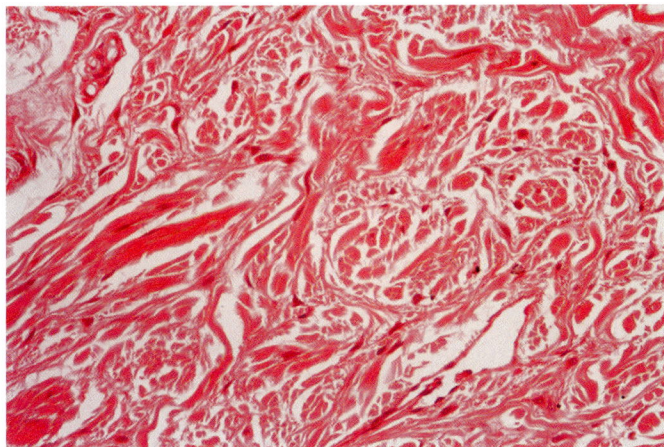

图 3-5　不规则致密结缔组织(高倍)

六、脂肪组织

材料与方法:狗皮下组织,HE 染色。

1. 肉眼观　标本染色较浅,呈浅粉红色。

2. 低倍镜　皮下组织染成粉红色。其中呈泡沫状的组织为脂肪组织(adipose tissue),染色浅淡。细胞间可见少量结缔组织。

3. 高倍镜　脂肪细胞排列紧密,体积较大,呈多边形。细胞质中充满脂滴,在制作切片过程中,因脂滴溶解而呈现空泡状,细胞质极少。细胞核呈扁椭圆形,深染,位于细胞边缘(由脂滴挤压所致)。脂肪细胞间可见毛细血管(图 3-6)。

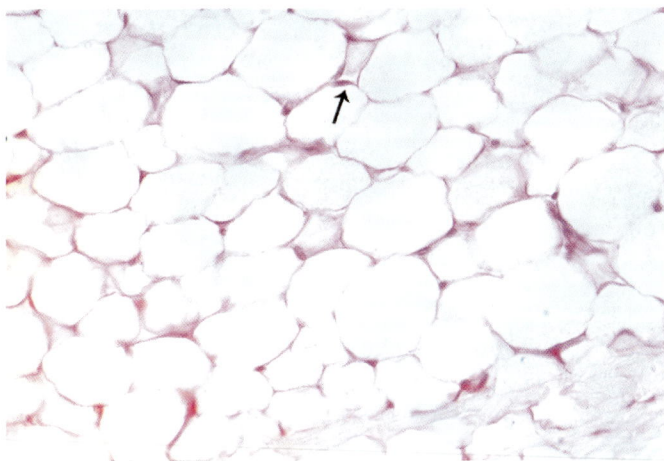

图 3-6　脂肪组织(高倍)
箭头示脂肪细胞的细胞核

七、网状纤维

材料与方法:狗脾脏,硝酸银浸染。

1. 肉眼观　标本染成黑色或深棕色。

2. 低倍镜　可见深棕色或黑色的丝网状结构,为网状纤维(reticular fiber)。网眼中黑色小点为脾脏中的细胞。镜下定位于网状纤维,转至高倍镜下进一步观察。

3. 高倍镜　网状组织内可见网状纤维短而细,构成形态不规则的疏松网状结构。其间可见圆形深染的细胞,多数为淋巴细胞(图 3-7)。

图 3-7　网状纤维(高倍)

▶▶　思考题

1. 观察下图,写出箭头所指示的细胞名称。

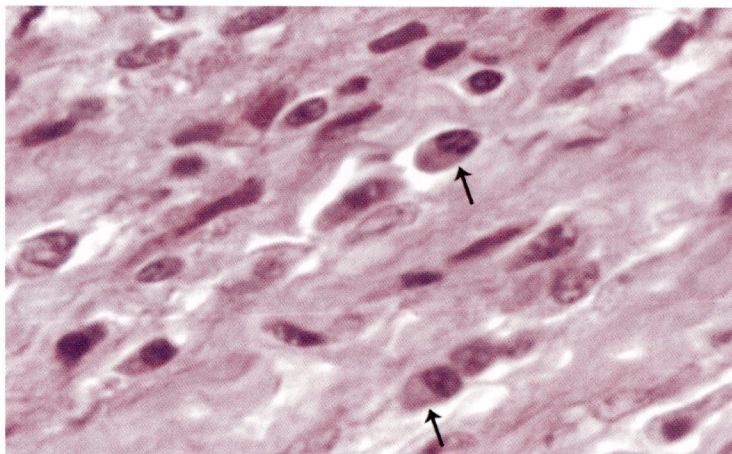

HE 染色(高倍)

2. 列表比较浆细胞和肥大细胞的光镜和电镜结构。

▶▶　知识链接

(1) 肥大细胞与过敏。

(2) 组织液。

(寻　阳)

Note

第四章　血　液

学习目标

1. 素质目标

（1）了解人类 ABO 血型的发现及意义，提升创新思维。

（2）了解血常规检测在临床诊疗中的意义，善于将基础知识与临床疾病相结合。

2. 能力目标

（1）辨认各种血细胞。

（2）绘制各种血细胞的光镜图。

3. 知识目标

（1）掌握红细胞、白细胞和血小板的形态结构特点与功能。

（2）掌握白细胞的分类依据。

（3）了解血细胞发生过程中的形态学演变规律。

实验内容

一、血液

材料与方法：人血涂片，Wright 染色。

1. 肉眼观　血涂片为紫红色薄膜，厚薄不均，从左至右染色逐渐变浅。

2. 低倍镜　可见大量圆形、无核、粉红色的红细胞。红细胞间散在分布着胞体较大、有明显紫蓝色细胞核的白细胞。

3. 高倍镜　辨认不同类型的血细胞（图 4-1）。

（1）红细胞（erythrocyte）：数量多，体积较小；圆形，无核；细胞质呈粉红色，中央染色浅，周围染色深。

（2）白细胞（leukocyte）：包括有粒白细胞和无粒白细胞，前者包括中性粒细胞、嗜酸性粒细胞和嗜碱性粒细胞；后者包括淋巴细胞和单核细胞。

①中性粒细胞（neutrophil）：白细胞中数量最多的细胞，较易找到；胞体呈圆形，体积较红细胞稍大，细胞质内隐约可见细小颗粒，其中浅粉红色的为特殊颗粒，浅紫色的为嗜天青颗粒。核呈深紫色，呈杆状或分叶状，可分 2～5 叶，但以 3 叶居多，每叶有染色质细丝相连。核分叶愈多，细胞愈衰老；核分叶愈少，细胞愈幼稚，以杆状核最为幼稚。

②嗜酸性粒细胞（eosinophil）：数量较少。细胞呈圆形，体积比中性粒细胞稍大，核多为 2 叶，呈"八"字形排列；细胞质内充满粗大、均匀的红色嗜酸性颗粒。

③嗜碱性粒细胞（basophil）：数量最少，镜下很难找到。细胞呈圆形，胞体大小似中性粒细

胞;细胞质中充满大小不等、分布不均的紫蓝色嗜碱性颗粒,细胞核染色稍浅,呈 S 形或不规则形,常被紫蓝色颗粒遮盖而不明显。

④淋巴细胞(lymphocyte):数量较多,胞体大小不等。外周血中,以小淋巴细胞居多,小淋巴细胞呈圆形,胞体直径比红细胞稍大,核大,细胞质少,仅在核周边形成薄薄的一圈,呈天蓝色;核呈圆形,一侧常有小浅凹,核内染色质粗密,呈块状,故着色深。外周血中,中淋巴细胞较少,核大,呈圆形,稍偏位,结构致密,着色深;细胞质比小淋巴细胞多,呈天蓝色,有时细胞质中可见少量紫红色的嗜天青颗粒。

⑤单核细胞(monocyte):数量较少,是血液中最大的血细胞。单核细胞呈圆形或卵圆形;核呈肾形、马蹄铁形或不规则形,核染色质细而松散,故核着色较淋巴细胞的核浅;细胞质较多,呈灰蓝色,也含有嗜天青颗粒。

(3) 血小板(blood platelet):体积最小,分布于血细胞之间,常聚集成团。当受到刺激时,血小板呈不规则形;无核;细胞质中央有细小的紫蓝色颗粒,细胞质周边呈淡蓝色,着色浅。

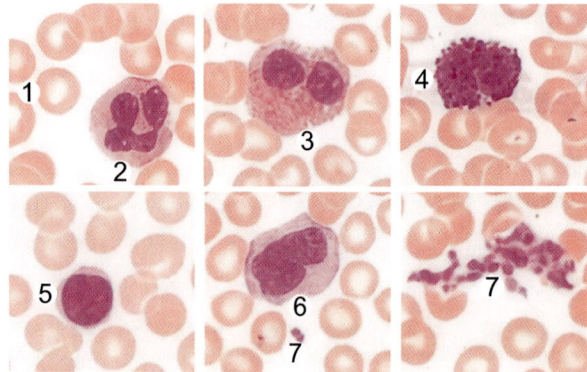

1—红细胞;2—中性粒细胞;3—嗜酸性粒细胞;4—嗜碱性粒细胞;
5—淋巴细胞;6—单核细胞;7—血小板

图 4-1　人血涂片(高倍)

二、血细胞的发生

材料与方法:人骨髓涂片,Wright 染色。

1. 肉眼观　骨髓涂片呈薄膜状。

2. 低倍镜　选择有核细胞较多的区域,转至高倍镜下观察。

3. 高倍镜　可见不同发育阶段的红细胞、粒细胞和巨核细胞。

(1)红细胞系。

①原红细胞:细胞呈圆形;核大,呈圆形;细胞质较少,核质比大于 3/4,细胞质呈强嗜碱性。

②早幼红细胞:细胞呈圆形,体积略小;核呈圆形,体积稍小;细胞质少,核质比大于 1/2,细胞质呈强嗜碱性。

③中幼红细胞:细胞呈圆形,体积进一步变小;核呈圆形,其体积也进一步变小;细胞质增多,核质比近似 1/2,细胞质嗜碱性减弱(图 4-2A)。

④晚幼红细胞:细胞呈圆形,体积更小;核呈圆形,体积小;细胞质增多,核质比进一步减小,细胞质嗜碱性弱(图 4-2B)。

(2)粒细胞系。

①原粒细胞:细胞呈圆形;核亦呈圆形,体积大;细胞质少,核质比大于 3/4,细胞质呈强嗜碱性。

②早幼粒细胞:细胞呈圆形;核呈卵圆形,体积稍小;细胞质少,核质比大于 1/2,细胞质嗜碱

性减弱,有颗粒出现。

③中幼粒细胞:细胞呈圆形,体积较早幼粒细胞进一步变小;核呈半圆形,体积进一步变小;细胞质增多,核质比近似于 1/2,细胞质嗜碱性弱,颗粒多(图 4-2C)。

④晚幼粒细胞:细胞呈圆形,体积似成熟粒细胞大小;核呈肾形,体积更小;细胞质增多,核质比小于 1/2,细胞质嗜碱性极弱,颗粒明显增多(图 4-2D)。

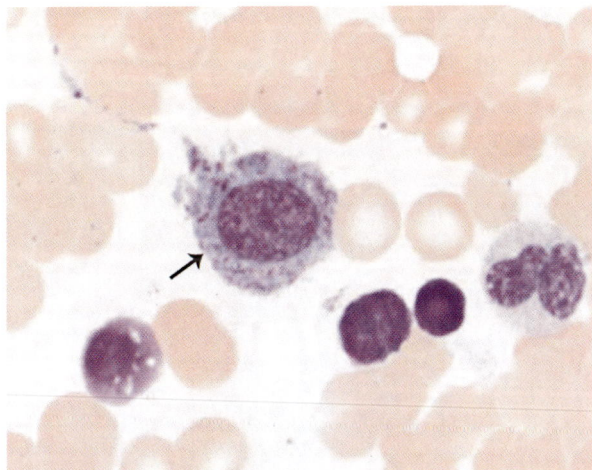

1—中幼红细胞;2—晚幼红细胞;3—中幼粒细胞;4—晚幼粒细胞

图 4-2　骨髓涂片(高倍)

(3)巨核细胞系:原巨核细胞经幼巨核细胞发育为巨核细胞。巨核细胞是骨髓中体积最大的细胞,细胞形态不规则,细胞核呈不规则形或分叶;细胞质内已出现血小板颗粒(图 4-3)。

图 4-3　骨髓涂片(高倍)

箭头示巨核细胞

▶▶ **思考题**

观察下图,写出箭头 1 至箭头 3 所指示的细胞名称。

思考题解析

Note

Wright 染色(高倍)

▶▶ 知识链接

（1）网织红细胞的检测方法与临床应用。

（2）血型的奥秘。

（李跃萍）

第五章 软骨和骨

学习目标

1. 素质目标

（1）了解骨质疏松症，树立大健康理念，关注老年人健康。

（2）观察不同类型的软骨组织，培养善于比较、辨析和总结的学习习惯。

2. 能力目标

（1）辨认软骨陷窝、软骨细胞、软骨囊、同源细胞群。

（2）辨认骨陷窝、骨小管、骨单位、间骨板。

（3）辨认骨领、初级骨化中心、骨小梁、成骨细胞、破骨细胞等。

3. 知识目标

（1）掌握透明软骨和骨组织中基质和细胞成分的结构。

（2）掌握密质骨和长骨的结构。

（3）了解弹性软骨和纤维软骨的光镜结构。

（4）了解骨的发生方式及形成的基本过程。

实验内容

一、透明软骨

材料与方法：人气管，HE 染色。

1. 肉眼观 该标本为气管横切面，其中呈蓝色"C"字形的为透明软骨。

2. 低倍镜 透明软骨（hyaline cartilage）由透明软骨组织和软骨膜构成（图 5-1）。

（1）软骨膜（perichondrium）：位于透明软骨表面（注意是在整个软骨组织的周围），由致密结缔组织构成，外层纤维较多，内、外两层分界不清。

（2）透明软骨组织：基质染成深浅不一的蓝色，靠近软骨细胞的部位着色深。软骨细胞（chondrocyte）形态不一致，靠近软骨膜的细胞较小，呈椭圆形，单个分布，与软骨膜平行排列。软骨深部的细胞较大，呈圆形或椭圆形，成对或成群分布，形成同源细胞群（isogenous group）。

3. 高倍镜 软骨膜紧贴软骨表面，内层可见梭形细胞，为骨祖细胞。重点观察软骨组织（图 5-2）。

（1）软骨囊（cartilage capsule）：围绕在软骨细胞周围的基质，嗜碱性强，深蓝色。

（2）软骨细胞：在活体状态，软骨细胞充满整个软骨陷窝（cartilage lacuna）。制作切片时由于固定和脱水，多数细胞收缩，许多软骨细胞与软骨囊之间出现透亮的空隙，其实为软骨陷窝的一部分。细胞核浓缩呈圆形，较小，染色深。

Note

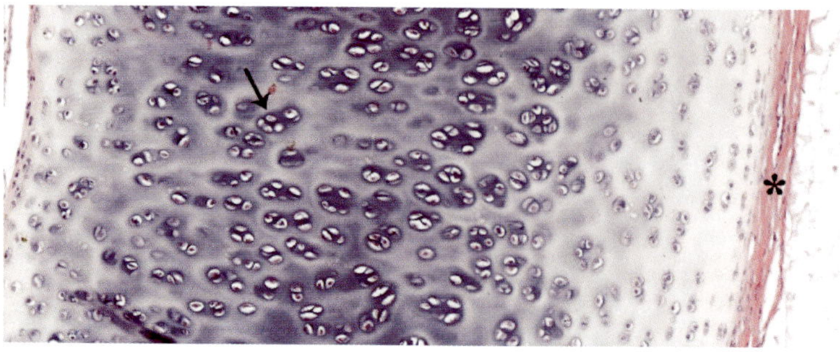

图 5-1 透明软骨(低倍)

星号示软骨膜;箭头示同源细胞群

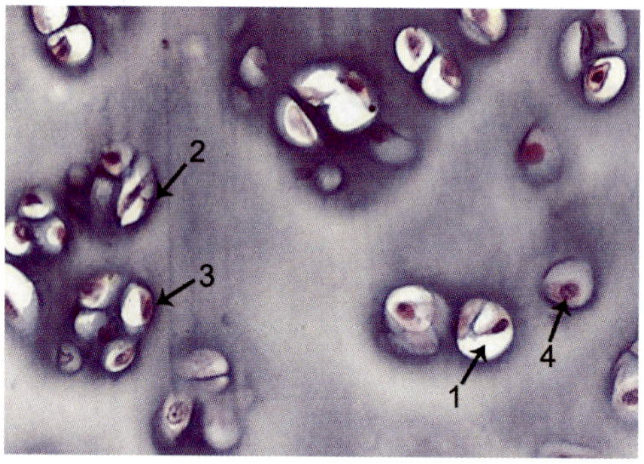

1—软骨陷窝；2—软骨囊；3—同源细胞群；4—软骨细胞

图 5-2 透明软骨(高倍)

二、弹性软骨

材料与方法:人耳廓,醛复红染色。

1. 肉眼观 该标本中部可见一紫红色的带状组织,即弹性软骨。

2. 低倍镜 弹性软骨(elastic cartilage)与透明软骨相似。弹性软骨表面有薄层软骨膜,软骨细胞位于软骨陷窝中。软骨基质中含大量弹性纤维,交织成网,着紫蓝色。

3. 高倍镜 软骨组织中可见同源细胞群,多由两个细胞组成。软骨囊周围弹性纤维较密集(图 5-3)。

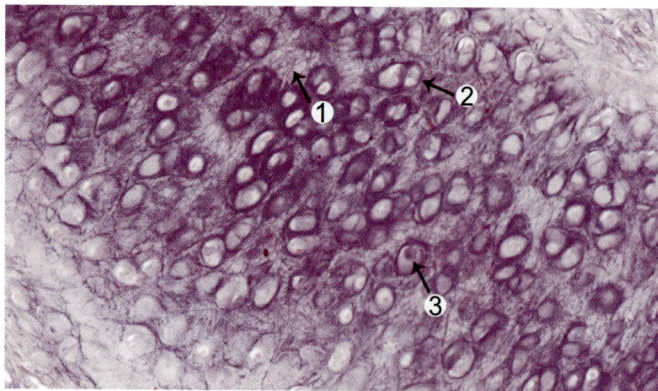

1—弹性纤维；2—同源细胞群；3—软骨细胞

图 5-3 弹性软骨(高倍)

三、纤维软骨

材料与方法:人椎间盘,HE 染色。

1. 肉眼观 该标本周边部染成粉红的部分为纤维软骨(构成纤维环),中央染成蓝色的部分即髓核。

2. 低倍镜 纤维软骨(fibrous cartilage)结构介于规则致密结缔组织和透明软骨之间,与规则致密结缔组织类似,细胞外基质中含有大量胶原纤维束。软骨细胞位于软骨陷窝内,一般无软骨膜。

(1) 胶原纤维:数量多,平行或交错排列,呈嗜酸性。

(2) 软骨细胞:数量较少,常成行排列,位于纤维束之间。

(3) 软骨基质:无定形基质,很少,仅见于软骨细胞周围。

3. 高倍镜 大量胶原纤维束染成粉红色。软骨细胞呈梭形或杆状,细胞界限不清,软骨囊不明显(图 5-4)。

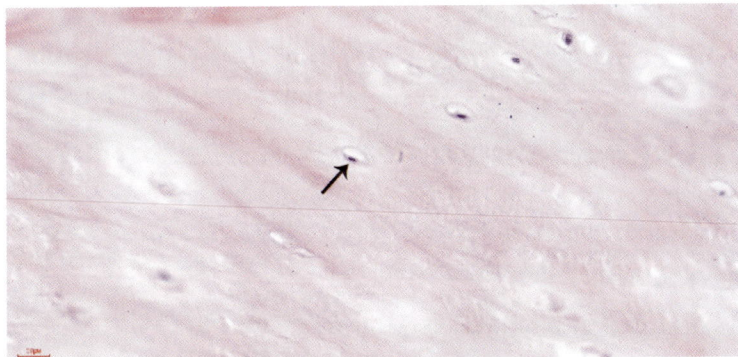

图 5-4 纤维软骨(高倍)
箭头示软骨细胞

四、密质骨

材料与方法:人长骨干,骨磨片。

1. 肉眼观 可见切片上有白色的组织。

2. 低倍镜 标本为长骨干的横切面。密质骨可见四种骨板:内环骨板、外环骨板、骨单位和间骨板。小的骨磨片可能未能显示内环骨板或外环骨板,着重辨认骨单位和间骨板(图 5-5)。

(1) 外环骨板(outer circumferential lamella):环形排列于骨外表面,骨板与骨表面平行,弯曲度小,骨板层数多且排列整齐。

(2) 内环骨板(inner circumferential lamella):位于骨髓腔面,沿骨髓腔面排列,骨板层数少且厚薄不一。有时可见骨小梁。呈针状或不规则形,或吻合成网,由多层骨板组成。

(3) 骨单位(osteon):又称哈弗斯系统,位于内环骨板和外环骨板之间,大小不等,常呈圆形,其中央的空腔为中央管(central canal),多层哈弗斯骨板(骨单位骨板)围绕中央管呈同心圆排列。两个相邻的中央管之间常有穿通管(perforating canal)相连。

(4) 间骨板(interstitial lamella):位于骨单位之间,大小不一,呈扇形或不规则形。

3. 高倍镜

(1) 骨陷窝(bone lacuna):位于骨板间或骨板内,呈长椭圆形或梭形。

(2) 骨小管(bone canaliculus):从骨陷窝向四周伸出的许多放射状小管,多数为黑色纤细线条,为骨细胞突起所在的空腔。相邻骨板内的骨小管相互连通。从整体观察,同一骨单位内的骨小管以中央管为中心,呈辐射状排列。

Note

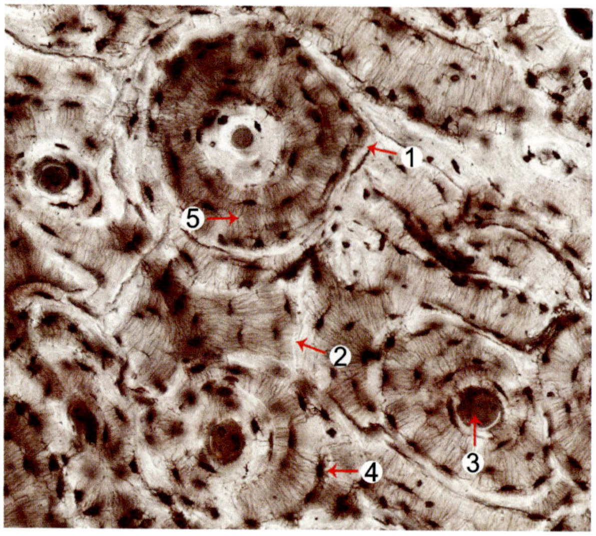

1—骨单位；2—间骨板；3—中央管；4—骨陷窝；5—骨小管

图 5-5　骨磨片(低倍)

（3）黏合线：骨单位外面的环形轮廓线。骨小管在此处反折，一般不与相邻骨单位的骨小管相通。

五、骨发生

材料与方法：新生大鼠长骨切面，HE 染色。

1. 肉眼观　标本为长骨的纵切面，选择一块完整的指骨观察。

2. 低倍镜　指骨两端膨大部分为骨骺与关节软骨，呈浅蓝色，此处组织是透明软骨。中间细，为骨干，染成红色。骨干中央为骨髓腔，边缘是骨组织，外周有红色条状结构，为骨骼肌束。选择一块长骨观察软骨内成骨(endochondral ossification)，在骺端的骺板处软骨细胞小且分散，向骨干方向观察依次可见软骨内成骨的五个区(图 5-6)。

（1）软骨储备区(zone of reserving cartilage)：很薄，为透明软骨，软骨细胞小，分散存在，软骨基质着色浅(淡蓝色甚至无色)。

（2）软骨增生区(zone of proliferating cartilage)：位于软骨储备区的骨干侧，软骨细胞增大，呈扁平形，同源细胞群沿骨的长轴方向呈单行排列，形成细胞柱。

（3）软骨成熟区(zone of maturing cartilage)：软骨细胞进一步变大，呈圆形，柱状排列，软骨基质变薄。

（4）软骨钙化区(zone of calcifying cartilage)：软骨细胞肥大，细胞呈空泡状变性，核固缩。有些细胞死亡，留下空的软骨陷窝。基质较窄，染成蓝色(钙盐沉积)。此处常见破骨细胞附着于软骨基质。

（5）成骨区(zone of ossification)：在残留蓝色的软骨基质表面，被覆薄层红色的新生骨组织，共同形成条索状的过渡型骨小梁。骨小梁伸向骨干中央的骨髓腔。

骨髓腔的周围为已经形成的较厚的骨组织，即骨领(bone collar)，呈嗜酸性，可见骨陷窝及其中的骨细胞，此时的骨组织属非板层骨。骨领不断增厚，并不断向两端延伸、钙化，逐渐形成骨干，这是长骨增粗的方式。骨领表面的致密结缔组织为骨膜。

初级骨化中心位于骨干中部，其中仍可见一些过渡型骨小梁，过渡型骨小梁之间即为初级骨髓腔。骨髓腔中充满红骨髓，网状组织构成网状支架，网眼中有处于不同发育阶段的血细胞。

Note

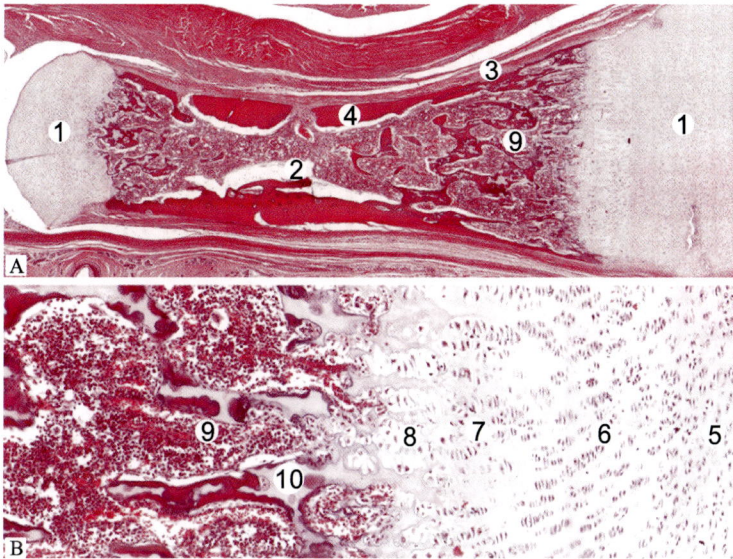

1—骨骺；2—初级骨髓腔；3—骨膜；4—骨领；5—软骨储备区；6—软骨增生区；
7—软骨成熟区；8—软骨钙化区；9—成骨区；10—过渡型骨小梁

图 5-6 软骨内成骨(低倍)

A. 4 倍物镜；B. 10 倍物镜

3. 高倍镜 仔细辨认成骨细胞、骨细胞和破骨细胞(图 5-7)。

(1) 成骨细胞(osteoblast)：分布在骨膜下、骨领的外表面以及成骨区过渡型骨小梁的表面。细胞常排列成一层，细胞呈矮柱状、椭圆形或不规则形,细胞质呈嗜碱性,呈紫蓝色。

(2) 骨细胞(osteocyte)：观察骨领和过渡型骨小梁表面的骨组织,单个散在分布,位于骨陷窝内的细胞为骨细胞。由于细胞收缩,其周围出现空隙,为骨陷窝的一部分。

(3) 破骨细胞(osteoclast)：数目较少,在成骨区过渡型骨小梁的凹面处多见。细胞体积大,呈不规则形,有多个细胞核,细胞质嗜酸性强,染成红色。

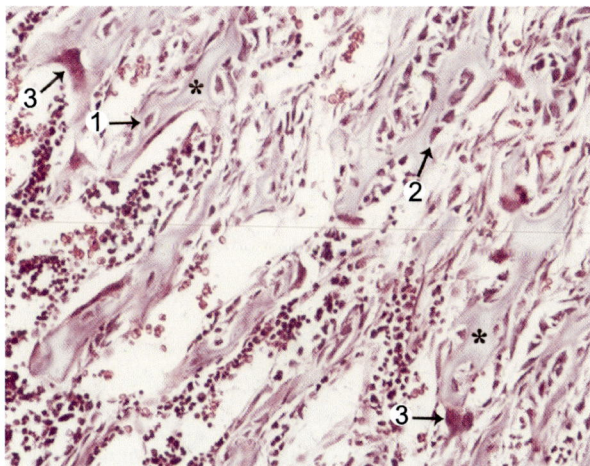

1—骨细胞；2—成骨细胞；3—破骨细胞

图 5-7 成骨区(高倍)

星号示过渡型骨小梁

Note

▶▶ 思考题

1. 观察下图,图中箭头1至箭头5分别指示什么结构。

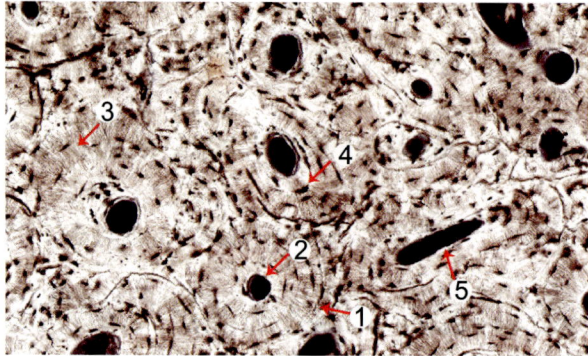

自然色(低倍)

2. 观察下图,写出箭头1和箭头2所指示的细胞名称,箭头3所指示的结构名称。

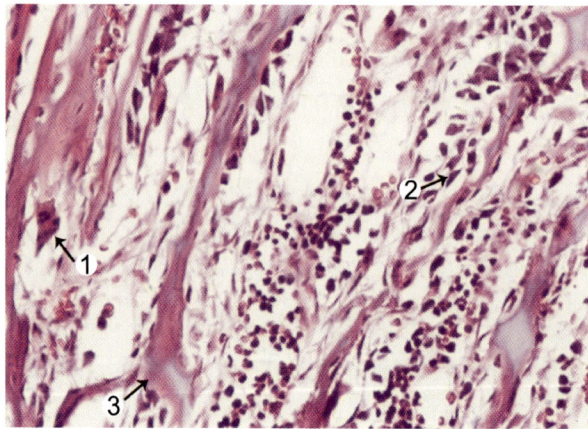

HE染色(高倍)

▶▶ 知识链接

(1) 软骨干/祖细胞。

(2) 骨质疏松症。

（肖　玲）

第六章　肌　组　织

1. 素质目标

（1）比较三种肌组织的光镜结构，培养善于辨析和总结的学习习惯。

（2）勤于思考，由肌组织不同切面的平面结构，想象其立体结构。

2. 能力目标

（1）辨认三种肌组织。

（2）辨认横纹和闰盘。

3. 知识目标

（1）掌握骨骼肌、心肌和平滑肌的形态结构与功能的关系。

（2）掌握骨骼肌和心肌纵切面的区别。

（3）了解平滑肌的超微结构。

实验内容

一、骨骼肌

材料与方法：兔舌肌，HE 染色。

1. 肉眼观　骨骼肌肌质丰富，呈嗜酸性，所以肉眼观察该标本着色较红。

2. 低倍镜　可见骨骼肌（skeletal muscle）纤维的纵切面、斜切面和横切面。

先寻找纵切面进行观察，骨骼肌纤维呈长圆柱形。由于肌纤维长，标本中往往不能见到其两端，其呈长短不一的红色带状。肌纤维间为结缔组织形成的肌内膜（endomysium）。

骨骼肌纤维的横切面呈圆形或多边形，直径大小不一。

3. 高倍镜　适当调小光圈，将视野调暗。

寻找纵切面，选择一条界线清晰的骨骼肌纤维，肌质内含有与肌纤维长轴平行排列的红色细线条，为肌原纤维（myofibril）。每条肌纤维均有多个椭圆形的细胞核，沿长轴纵行排列，位于肌膜下方。骨骼肌纤维呈现着色深浅相间的横线，即横纹（cross striation）。暗带（dark band）为深红色，明带（light band）着色稍浅，两者交替排列（图 6-1A）。

横切面上，可见肌膜染色深红；细胞核呈圆形或卵圆形，有一至多个，位于细胞周边。肌纤维内有许多红色点状结构，为肌原纤维的横切面（图 6-1B）。

二、心肌

（一）HE 染色标本

材料与方法：羊心脏，HE 染色。

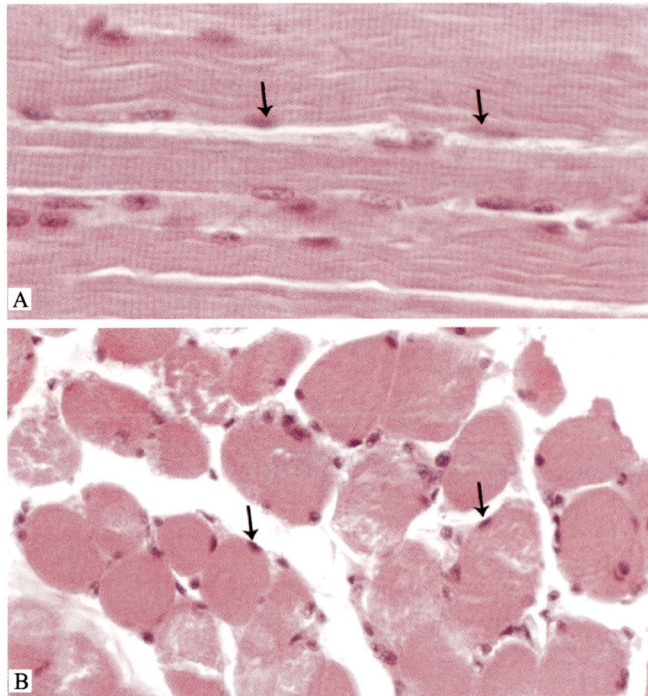

图 6-1　骨骼肌(高倍)

A. 纵切面；B. 横切面

箭头示肌纤维的细胞核

1. 肉眼观　该标本为心壁的一部分,绝大部分着色较红,为心肌。

2. 低倍镜　由于心肌(cardiac muscle)纤维走行方向不一,可见纵切面、横切面和斜切面。纵切面的心肌纤维呈不规则短圆柱状,有分支且互相吻合成网。横切面的心肌纤维呈圆形或椭圆形。

3. 高倍镜　适当调小光圈,将视野调暗。

首先选择形态典型的心肌纤维纵切面进行观察。心肌纤维有暗带和明带构成的横纹,但不如骨骼肌明显。心肌纤维短且有分支,仔细观察,在分支吻合连接处有呈阶梯状的深红色直线,即闰盘(intercalated disk)。细胞核呈卵圆形,位于肌纤维的中央,有时可见双核。肌纤维间有疏松结缔组织(图 6-2A)。

在横切面上,心肌纤维切面大小不等,呈圆形、椭圆形或不规则形。核周围的肌质丰富,着色浅。肌原纤维呈点状,着红色,分布在肌质的周边。细胞核位于肌纤维中央,呈圆形,有的未见细胞核(图 6-2B)。

此外,心肌纤维之间的结缔组织中有丰富的毛细血管,其内常见血细胞。认真观察,可见毛细血管的纵切面或者横切面。

(二) 铁-苏木精染色标本

材料与方法:狗心脏,铁-苏木精染色。

1. 肉眼观　该标本染成浅蓝色。

2. 低倍镜　心肌纤维染成浅蓝色。选择纵切面的心肌,切换至高倍镜下观察。

3. 高倍镜　适当调暗视野。心肌纤维纵切面呈短柱状,细胞中央可见卵圆形的细胞核,核仁明显。相邻心肌纤维及其分支处可见着深蓝色的阶梯状粗横线,为闰盘。此外,可见与肌纤维长轴相垂直的细线条,着色较闰盘浅,为心肌的横纹(图 6-3)。

Note

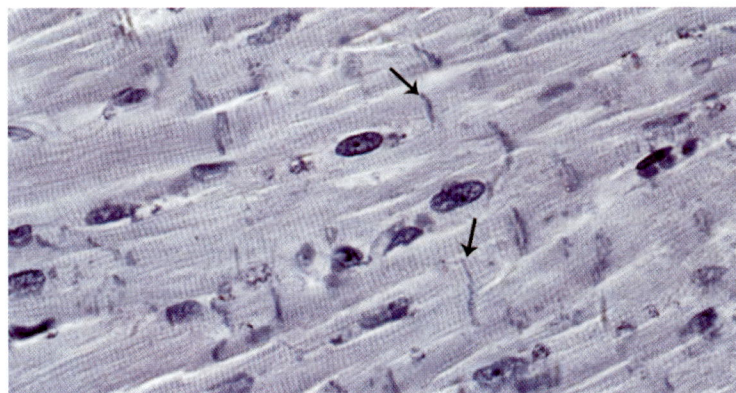

1—心肌细胞的细胞核；2—闰盘

图 6-2 心肌(高倍)

A.纵切面;B.横切面

图 6-3 心肌(高倍)

箭头示闰盘

三、平滑肌

材料与方法:狗空肠,HE 染色。

1. 肉眼观 该标本染成红色。

2. 低倍镜 观察纵切面,平滑肌(smooth muscle)纤维呈长梭形,有一个细胞核,位于细胞中央。观察横切面,平滑肌纤维呈大小不一的圆点。

3. 高倍镜 首先观察纵切面,平滑肌纤维无横纹,相邻纤维交错排列,相互嵌合。肌质呈均质状,嗜酸性;细胞核位于细胞的中央,呈椭圆形或杆状。也可见呈螺旋形或边缘为锯齿形的细胞核,为细胞收缩使核变形所致(图 6-4A)。

横切面上平滑肌纤维呈大小不等的圆形,直径较粗的切面可见圆形的细胞核(图 6-4B)。

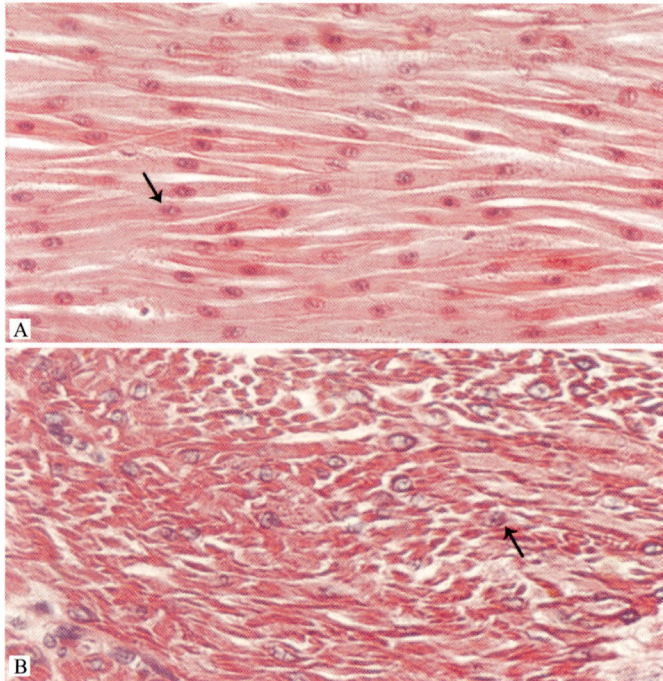

图 6-4　平滑肌(高倍)

A.纵切面;B.横切面

箭头示平滑肌细胞的细胞核

▶▶ 思考题

1. 列表比较三种肌组织的光镜结构。

2. 观察下图 A～C,写出组织的名称。

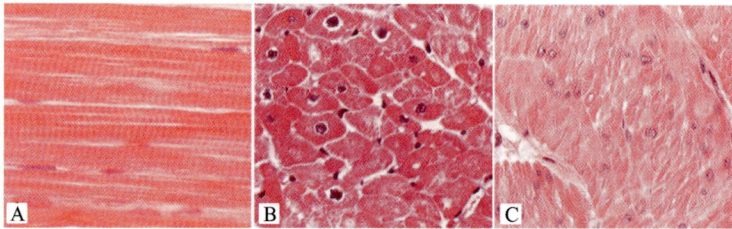

HE 染色(高倍)

▶▶ 知识链接

(1)心脏类器官。

(2)肌肉减少症。

Note

(肖　玲)

第七章 神经组织

学习目标

1. 素质目标

(1) 了解神经元学说的建立过程,学习科学家的批判性思维。

(2) 了解各种神经元染色方法,培养乐于探索和创新的科学素养。

2. 能力目标

(1) 辨认各种神经元。

(2) 熟练辨认轴丘、尼氏体和神经原纤维。

(3) 准确绘制神经元及神经末梢的光镜图。

3. 知识目标

(1) 掌握神经元和神经胶质细胞的基本结构、功能和分类。

(2) 比较中枢和周围神经系统中有髓神经纤维和无髓神经纤维的异同。

(3) 了解神经胶质细胞的分类、光镜结构特点。

实验内容

一、多极神经元

(一) 大脑锥体细胞

材料与方法:猫大脑,Cox 染色。

1. 肉眼观 组织被染成棕黄色,周缘起伏不平且着色较浅的部分是大脑皮质,其余着色较深的部分是大脑髓质。

2. 低倍镜 仔细观察皮质,可见到许多胞体呈锥形的细胞,为锥体细胞(pyramidal cell)。锥体细胞从胞体发出多个突起,为多极神经元(图 7-1A)。可分大、中、小三型,形态相似。神经元被染成棕黑色,因此不能区分胞核和胞体。选择较大的锥体细胞,转至高倍镜下观察。

3. 高倍镜 选择形态较清晰的锥体细胞进行观察(图 7-1B)。锥体细胞的胞体呈锥形,染成棕黑色。自胞体顶端伸出一个较大的突起,是主树突(也称顶树突),伸向大脑表面,主树突又可伸出一些分支;胞体侧面伸出的树突较细,表面有许多树突棘;在胞体底部,伸出一个细长的轴突(axon),轴突表面光滑,延伸方向与主树突相反,伸向大脑髓质。切片时常被切断,因此只见到从胞体发出的轴突起始部分。

(二) 小脑浦肯野细胞

材料与方法:猫小脑,Cox 染色。

1. 肉眼观 组织呈柏树叶状,表面凹凸不平,被染成棕黄色。最外层染色较浅,为小脑皮质;

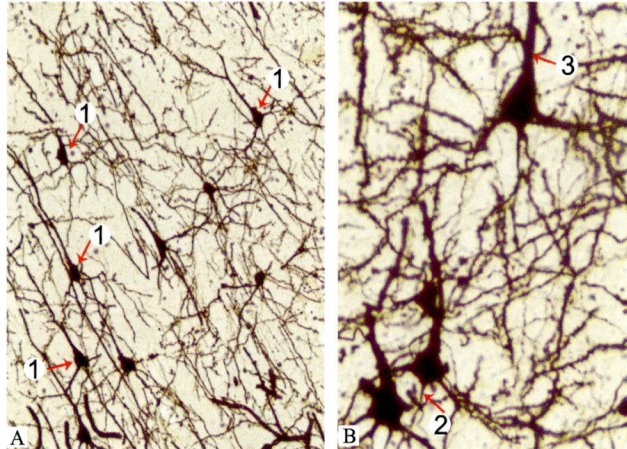

1—胞体；2—轴突；3—顶树突

图 7-1　大脑锥体细胞
A. 低倍；B. 高倍

内层染色较深,呈深棕色,为小脑髓质。

2. 低倍镜　在皮质部分寻找胞体较大的棕黑色梨形细胞,即浦肯野细胞(Purkinje cell)。其胞体呈梨形,有一个或两个粗大的主树突由胞体伸向小脑的表面(图 7-2)。主树突反复分支甚多,其整体形态类似于柏树叶或呈扇形,为浦肯野细胞所特有的结构特点。此标本的切面恰与树突分支的平面相平行,故可见树突的全貌。若切面与树突分支的平面不平行,则所见树突分支较少,树突分支的特殊形状亦不明显。有的切面未切到神经元胞体,则仅显示其树突。

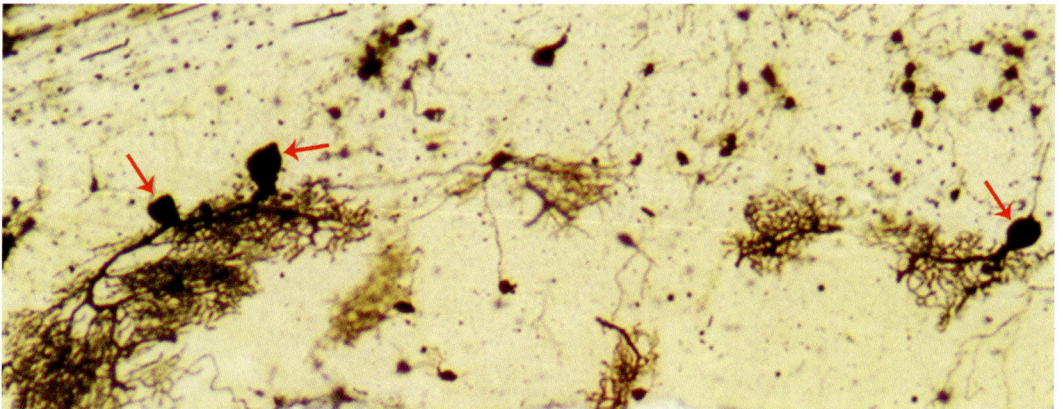

图 7-2　小脑浦肯野细胞(低倍)
箭头示浦肯野细胞的胞体

3. 高倍镜　镜下可见除主树突外,所有树突的分支上都有无数颗粒状的树突棘密布。从胞体的底侧伸出一个细长的突起,为轴突(图 7-3)。轴突的表面光滑,其走行方向与树突相反,进入小脑髓质。因制片时轴突已被切断,只可见自胞体发出的起始段。

（三）脊髓多极神经元

材料与方法:猫脊髓,HE 染色。

1. 肉眼观　脊髓横切面呈椭圆形。灰质居中,染色较深,呈蝴蝶形;白质位于周边,染色较浅。灰质的前角较宽大,后角细长。

2. 低倍镜　先分辨灰质和白质,灰质的前角、后角。在灰质中可见许多体积较大、呈蓝紫色的细胞,为多极神经元(主要是运动神经元)。选择突起较多并切到胞核的神经元,转换至高倍镜下仔细观察。

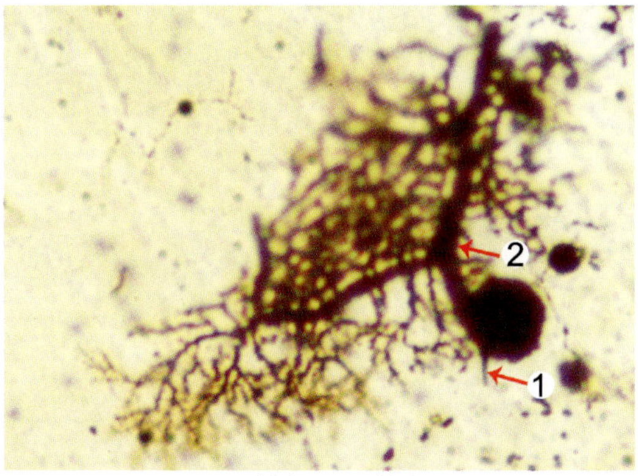

1—轴突；2—树突

图 7-3　小脑浦肯野细胞（高倍）

3. 高倍镜　重点观察前角多极神经元（图 7-4）。多极神经元胞体较大，呈多角形；胞核位于胞体中央，大而圆、染色浅，核仁明显；胞质内有许多蓝色块状的颗粒，为尼氏体（Nissl body），大小不等，分布不均匀。由胞体伸出数个突起（由于切片中被切断，仅见突起根部），突起的胞质内含尼氏体的为树突，数量多。轴突起始部染色浅，呈圆锥状，称为轴丘（axon hillock）。轴丘和轴突的胞质内均无尼氏体。由于轴突数量只有一个，故不易切到，偶见切到轴丘和轴突的神经元。神经元周围可见蓝紫色的小细胞核，为神经胶质细胞核，呈圆形或椭圆形。

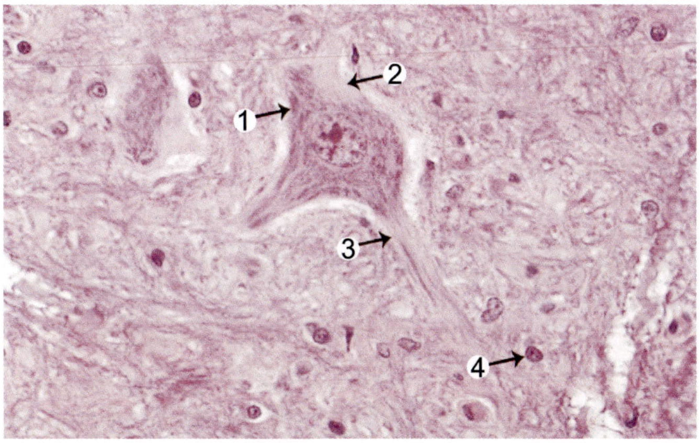

1—尼氏体；2—轴丘；3—树突；4—神经胶质细胞核

图 7-4　脊髓前角多极神经元（高倍）

二、假单极神经元

材料与方法：狗脊神经节，HE 染色。

1. 肉眼观　标本中有一小块椭圆形膨大结构，为脊神经节。

2. 低倍镜　脊神经节表面包有结缔组织被膜，节内有许多大小不等、成群分布的圆形神经节细胞（ganglion cell），为假单极神经元。神经节细胞群之间有平行排列的神经纤维。

3. 高倍镜　假单极神经元的胞体呈圆形或椭圆形，核大而圆，染色浅，核膜及核仁明显；胞质内含细小的蓝紫色颗粒，为尼氏体。每个假单极神经元胞体周围都有一层扁平或立方形的神经胶质细胞包绕，即卫星细胞（图 7-5）。因切面原因，标本常看不到直接从神经元胞体发出的突起。神经纤维成束分布于神经元胞体之间，此标本中常见神经纤维的横切面。

三、神经原纤维

材料与方法：猫脊髓，Golgi 镀银染色。

Note

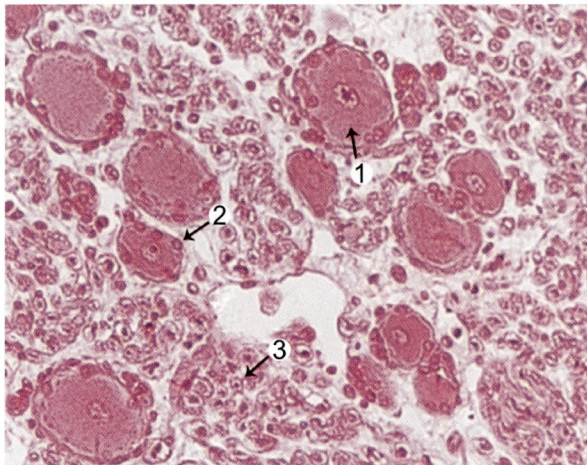

1—神经节细胞胞体；2—卫星细胞；3—神经纤维横切面

图 7-5　神经节细胞（高倍）

1. 肉眼观　切片染成棕黄色，脊髓横切面中央呈"H"形，染成棕黄色的部分为灰质，灰质较宽的一端为脊髓灰质前角。

2. 低倍镜　在灰质前角处可见体积大、呈多角形、有突起的细胞，为多极神经元。找一个突起较多并切到胞核的神经元，换至高倍镜下观察。

3. 高倍镜　可以看到神经元胞体和突起内均有棕褐色细丝状结构，此即神经原纤维（neurofibril）。它们在胞体内排列成网状，在突起内则平行排列。有的神经元胞体或树突上可见许多黑色的小点状或扣环状结构（形似蝌蚪），即突触小体（synaptic knob），突触小体是两个神经元形成突触的部位（图 7-6）。

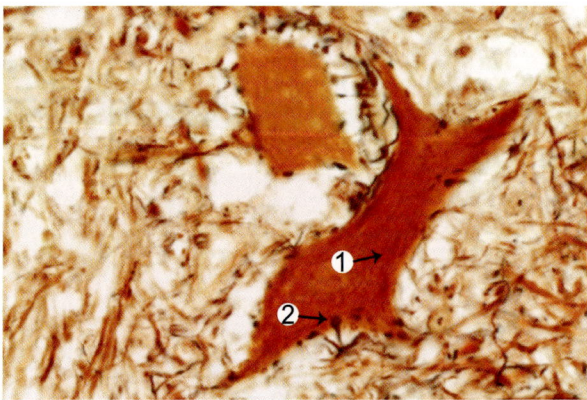

1—神经原纤维；2—突触小体

图 7-6　神经原纤维及突触小体（高倍）

四、有髓神经纤维

材料与方法：狗坐骨神经，HE 染色。

1. 肉眼观　标本中有两块组织，呈长条形的是神经纤维的纵切面，呈圆形的是横切面。

2. 低倍镜　分别观察有髓神经纤维的纵切面和横切面。

（1）纵切面：若干神经纤维（nerve fiber）平行排列，排列紧密。每条神经纤维粗细不等，界限不清。神经纤维之间有少量的结缔组织。

（2）横切面：包裹在标本最外面的致密结缔组织为神经外膜，其内可见多个神经纤维束，呈圆

Note

形或椭圆形,大小不一。神经纤维束外周包裹的多层扁平上皮样细胞以及致密结缔组织构成神经束膜。神经纤维束内有许多圆形结构,为神经纤维横切面。

3. 高倍镜

(1)纵切面:神经纤维的中央有一条蓝紫色的轴突,粗细不等(图 7-7A)。施万细胞包卷在轴突外周构成髓鞘。切片中髓鞘位于轴突两侧,呈絮状或粉红色网状。神经膜位于髓鞘两侧,呈红色细线状。紧贴神经膜处偶可见施万细胞核,染色浅,呈长椭圆形,易与神经纤维之间结缔组织中的成纤维细胞核相混淆。沿神经纤维长轴走向方向观察,间隔一定距离可见髓鞘中断,神经膜向内缩窄,呈十字状,称为郎飞结(Ranvier node)。郎飞结周围的髓鞘染色很浅。相邻两个郎飞结之间的一段神经纤维为结间体,由一个施万细胞包卷轴突而成。

(2)横切面:神经纤维呈圆形,粗细不一(图 7-7B)。神经纤维中央的蓝紫色圆点为轴突,轴突周围是髓鞘,呈粉红色网状;髓鞘外面是神经膜,很薄,常染成红色。有的神经纤维上可见新月形的施万细胞核。每条神经纤维周围有很薄的结缔组织,即神经内膜(endoneurium),不易辨认。

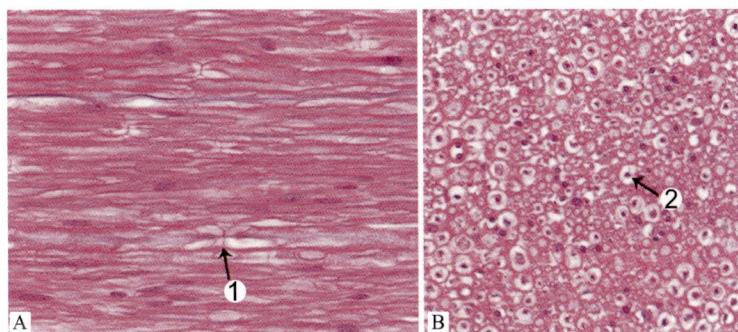

1—郎飞结;2—轴突

图 7-7　有髓神经纤维(高倍)

A.纵切面;B.横切面

五、触觉小体和环层小体

材料与方法:人手指掌面皮肤,HE 染色。

1. 肉眼观　标本一侧染成红色或蓝紫色的弧形线条为表皮,其下方浅红色区域为真皮。

2. 低倍镜　皮肤表皮为角化的复层扁平上皮,表皮深面是真皮。真皮的结缔组织向表皮突出形成乳头状结构,称为真皮乳头。真皮乳头内可见染为淡粉色的触觉小体(tactile corpuscle),呈椭圆形,其长轴与表皮长轴相垂直。在真皮深层或皮下组织内,可见同心圆结构的环层小体(lamellar corpuscle)。环层小体体积较大,呈圆形、椭圆形或不规则形。

3. 高倍镜　触觉小体为椭圆形,外包薄层结缔组织被囊,内有许多横列的扁平细胞,其中的神经纤维在 HE 染色切片中不易辨认(图 7-8A)。环层小体的中心有一红色圆点或圆柱,为无髓神经纤维轴突的切面,周围是结缔组织被囊,由多层呈同心圆状排列的扁平细胞组成(图 7-8B)。

六、运动终板

材料与方法:猫骨骼肌铺片,氯化金-甲酸浸染法。

1. 肉眼观　撕碎的骨骼肌纤维被染成紫红色,选择染色较浅的区域用低倍镜观察。

2. 低倍镜　骨骼肌纤维呈紫红色带状。神经纤维束为黑色的粗条索状,神经纤维为细线状,其分支末端膨大,贴附于骨骼肌纤维表面形成运动终板(motor end plate)(图 7-9A)。

3. 高倍镜　部分骨骼肌纤维的横纹清晰可见。神经纤维末端反复分支形成爪状或葡萄状,与骨骼肌纤维表面相贴,二者共同构成运动终板(图 7-9B)。

Note

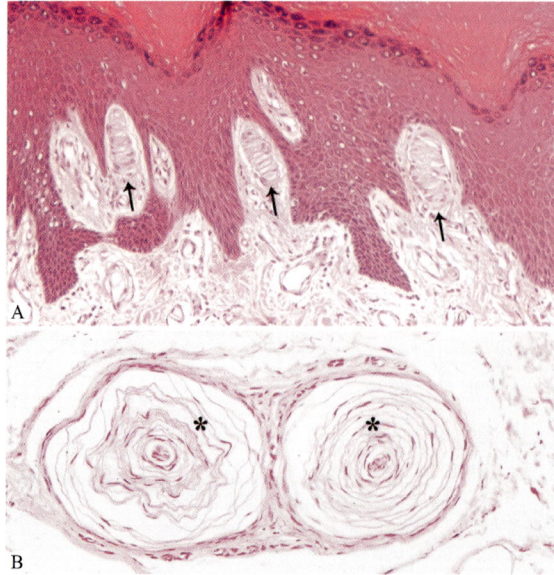

图 7-8　手指掌面皮肤（高倍）

A. 触觉小体；B. 环层小体

箭头示触觉小体；星号示环层小体

图 7-9　运动终板

A. 低倍；B. 高倍

箭头示运动终板；星号示骨骼肌纤维

▶▶ 思考题

1. 观察下图,写出箭头 1、2 所指的结构名称。

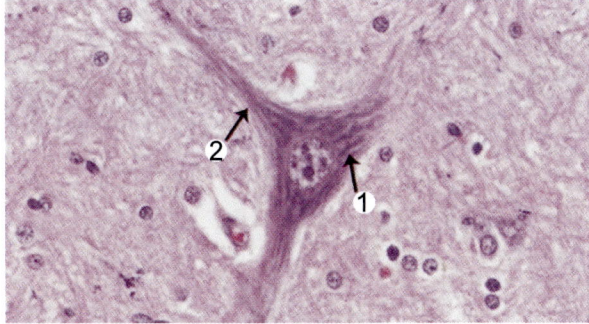

HE 染色(高倍)

2. 观察下图,写出箭头所指的结构名称。

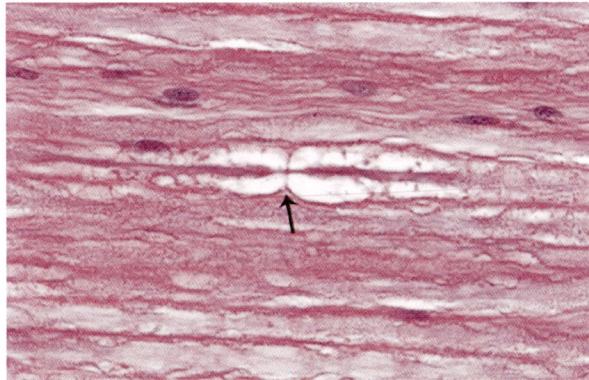

HE 染色(高倍)

思考题解析

▶▶ 知识链接

(1) 成体神经干细胞的发现及其分布。

(2) 大脑皮质神经元的分类。

知识链接

(赵 伟)

Note

第八章 神经系统

学习目标

1. **素质目标** 理解神经系统结构和功能的复杂性,激发对神经科学前沿研究的兴趣。
2. **能力目标**
(1)辨别大脑和小脑皮质的分层。
(2)辨识脊神经节中的细胞和纤维。
3. **知识目标**
(1)掌握大脑皮质、小脑皮质的结构特点。
(2)掌握脊髓的光镜结构特点。
(3)了解脊神经节的光镜结构特点。

实验内容

一、大脑

材料与方法:猫大脑,HE 染色。

1. 肉眼观 标本整体呈紫红色。切片周缘起伏不平且染色较深的部分是大脑皮质,染色较浅的部分是大脑髓质。

2. 低倍镜 由结缔组织构成的软脑膜被覆于大脑皮质表面。软脑膜下方的皮质染色深,髓质位于皮质深部,染色较浅(图 8-1)。

(1)软脑膜:被覆于大脑皮质表面,由薄层结缔组织构成,内含小血管。

(2)皮质:又称灰质,毗邻软脑膜,位于大脑表面。由神经元、神经胶质细胞和神经纤维组成。神经元胞核较大,呈圆形,胞质嗜碱性较强;神经胶质细胞核较小,染色深;细胞间红色部分是神经纤维。皮质内的神经元分层排列,但在 HE 染色切片中各层分界不明显。寻找细胞层次较清楚的部位,由浅入深依次观察。皮质可分为六层:分子层、外颗粒层、外锥体细胞层、内颗粒层、内锥体细胞层和多形细胞层。

①分子层(molecular layer):位于皮质最表层,染色浅,神经元小而少,排列稀疏。

②外颗粒层(external granular layer):较薄,细胞排列密集,由许多颗粒细胞和少量小型锥体细胞组成,染色较深。

③外锥体细胞层(external pyramidal layer):较厚,细胞密度比外颗粒层低,主要由中、小型锥体细胞组成,中型锥体细胞占多数。

④内颗粒层(internal granular layer):厚度接近外颗粒层,细胞密集,颗粒细胞占主体。

⑤内锥体细胞层(internal pyramidal layer):主要由分散的大、中型锥体细胞组成,此层较易

辨认。

⑥多形细胞层(polymorphic layer):较厚,细胞散在分布,含多种类型的细胞,以梭形细胞为主。

(3)髓质:又称白质,位于皮质的深层,染色浅。可见许多着色深的神经胶质细胞核和染为粉红色的神经纤维。此外,在皮质、髓质内均可见到小血管切面。

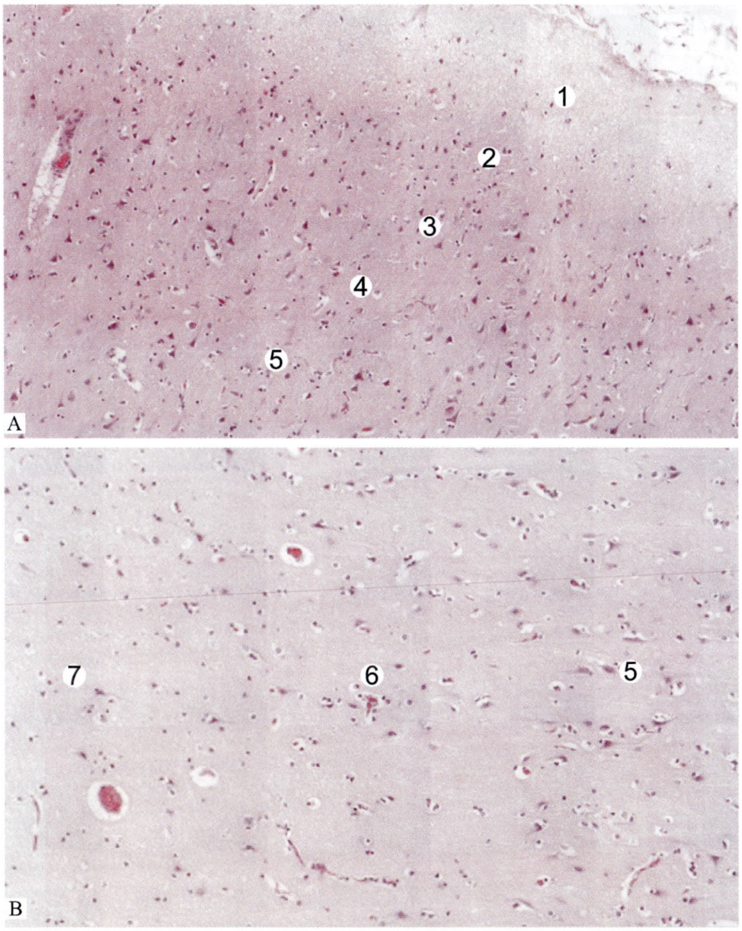

1—分子层;2—外颗粒层;3—外锥体细胞层;4—内颗粒层;5—内锥体细胞层;
6—多形细胞层;7—髓质

图 8-1 大脑皮质(低倍)

3. 高倍镜 观察各层细胞的形态特点,重点观察锥体细胞。锥体细胞胞体呈锥形,胞质内含嗜碱性的尼氏体,核较大、呈圆形,位于胞体中央;其主树突自胞体顶端伸向皮质表面,其余的突起因切面关系不易见到(图 8-2)。

二、小脑

材料与方法:猫小脑,HE 染色。

1. 肉眼观 小脑表面有许多横沟,把小脑分隔成许多小叶。每一叶片表面是小脑皮质(即灰质),深层为小脑髓质(即白质)。蓝紫色曲折线条是皮质与髓质交界处。

2. 低倍镜 先辨认软脑膜、小脑皮质和髓质,再重点观察小脑皮质的结构(图 8-3)。

(1)软脑膜:位于小脑的表面,为薄层结缔组织,内含小血管。

(2)皮质:较厚,由浅入深可分为分界明显的三层。

①分子层:较厚,染为粉红色。神经元少,胞核小、着色深,胞质不明显。在 HE 染色标本中

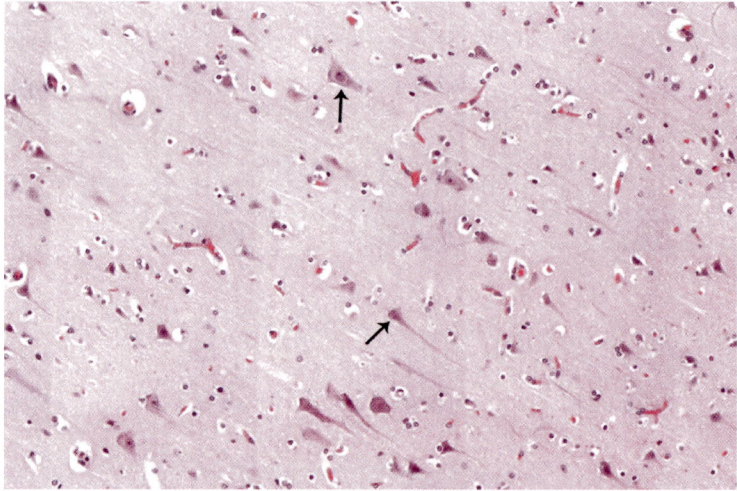

图 8-2　大脑皮质(高倍)

箭头示锥体细胞

1—分子层；2—浦肯野细胞层；3—颗粒层；4—髓质

图 8-3　小脑(低倍)

不能分辨神经元类型。

②浦肯野细胞层:由一层排列规则的浦肯野细胞组成。

③颗粒层:较厚,位于浦肯野细胞层的深面,染色深。由密集的颗粒细胞和一些高尔基细胞组成,在 HE 染色切片中不易区分细胞类型。

(3) 髓质:位于皮质的深面,染为紫红色,由神经纤维和少量神经胶质细胞组成。

3. 高倍镜　选择切面较完整的浦肯野细胞(图 8-4)进行观察。细胞胞体较大,呈梨形。核大而圆,染色浅,位于细胞中央(有的没有切到核),核仁清晰;胞质中可见点状的尼氏体。有些细胞可切到 1～2 个伸向分子层的树突。轴突细长,自胞体底部发出,穿过颗粒层进入小脑髓质,该标本制备中不易切到轴突。

三、脊髓

材料与方法:猫脊髓,HE 染色。

1. 肉眼观　脊髓横切面呈椭圆形,周围染色浅淡的区域为白质,中央蝴蝶形染色较深的区域为灰质。灰质腹侧的两个角比较宽大,为前角;背侧的两个角比较细长,为后角;两者间为侧角。

Note

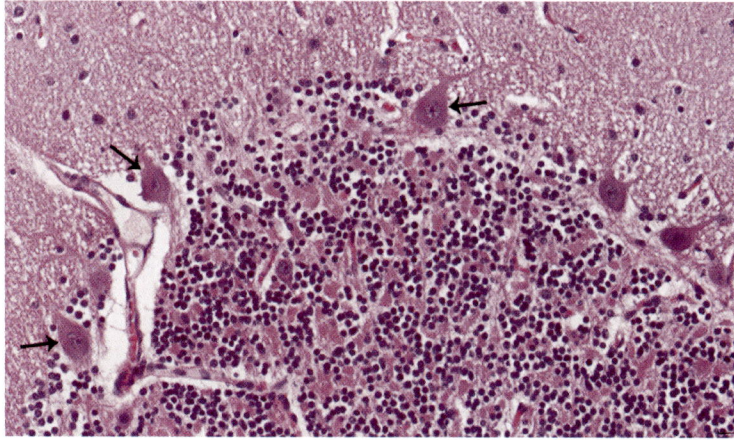

图 8-4　小脑皮质(高倍)
箭头示浦肯野细胞

2. 低倍镜　先分辨灰质和白质,以及灰质的前角、后角和侧角(图 8-5A)。脊髓中央可见中央管,管壁腔面内衬室管膜上皮细胞。灰质前角宽大,其神经元多为躯体运动神经元(多极神经元),数量多,体积大。选择突起较多并切到胞核的神经元于高倍镜下观察。侧角可见胞体较小的神经元,多为交感神经元。后角细长,其神经元较小,数量少,排列分散,多为感觉神经元。

3. 高倍镜　重点观察前角运动神经元,其特点详见第七章"神经组织"。白质内可见大量神经纤维横切面,其间有少量神经胶质细胞核(图 8-5B)。

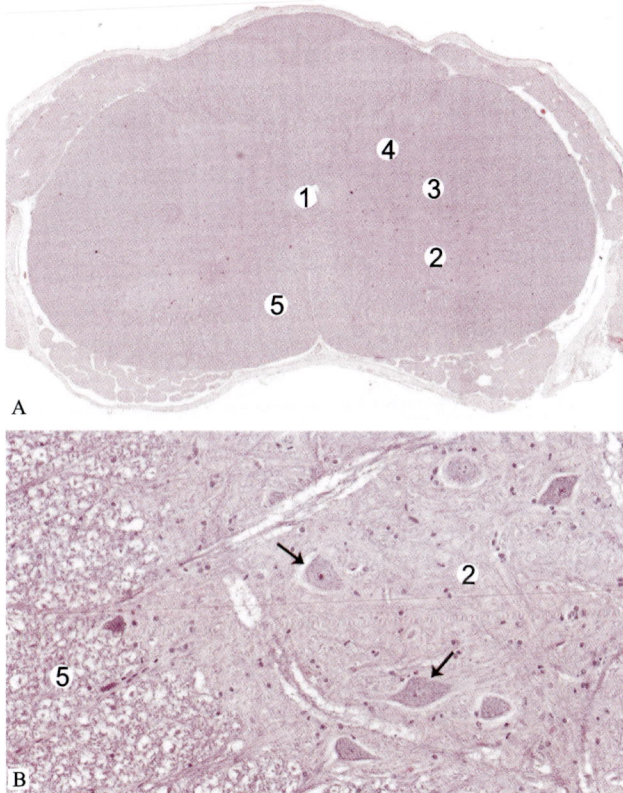

1—中央管；2—前角；3—侧角；4—后角；5—白质

图 8-5　脊髓
A. 低倍；B. 高倍
箭头示神经元

四、脊神经节

材料与方法:狗脊神经节,HE 染色。

1. 肉眼观 标本中椭圆形膨大的部分是脊神经节,与脊神经节相连、较细的是脊神经背根。

2. 低倍镜 脊神经节表面有由致密结缔组织构成的被膜。被膜深面可见许多圆形或椭圆形脊神经节细胞(假单极神经元)胞体,成群分布。节细胞群之间有大量平行排列的神经纤维(图 8-6A)。

3. 高倍镜 观察脊神经节细胞及节细胞胞体周围的卫星细胞(结构要点详见第七章"神经组织")(图 8-6B)。

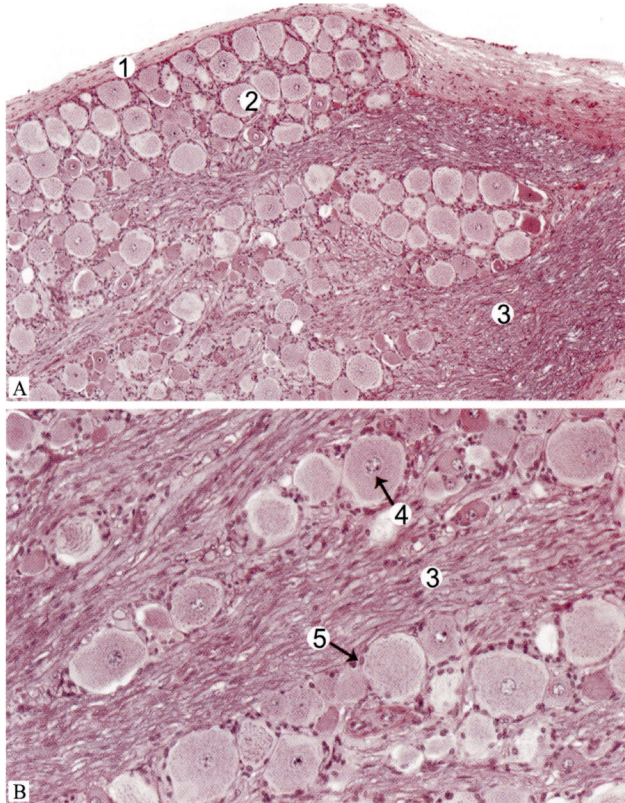

1—被膜；2—节细胞；3—神经纤维；4—节细胞胞核；5—卫星细胞

图 8-6 脊神经节

A. 低倍；B. 高倍

▶▶ 思考题

1. 观察下图,写出箭头所指细胞的名称。

Cox 染色(高倍)

思考题解析

2. 观察下图,写出箭头 1、2 所指细胞的名称。

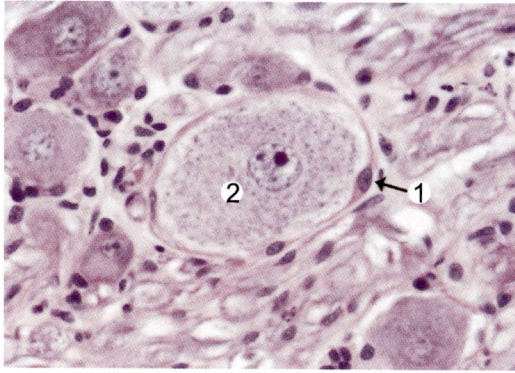

HE 染色(低倍)

▶▶ 知识链接

走进"渐冻症"。

知识链接

(赵　伟)

Note

第九章 循环系统

学习目标

1. 素质目标

(1) 了解心血管疾病的发病现状及其高危因素,倡导健康的生活方式。

(2) 比较不同血管的显微结构与功能差异,提升科学观察与分析的能力。

2. 能力目标

(1) 熟练辨认心脏、大动脉、中动脉、中静脉、小动脉和小静脉。

(2) 绘制中动脉的光镜图。

3. 知识目标

(1) 掌握血管壁的一般结构。

(2) 掌握心壁的光镜结构。

(3) 掌握大动脉、中动脉、中静脉、小动脉和小静脉的光镜结构。

实验内容

一、心脏

材料与方法:人心脏,HE 染色。

1. 肉眼观 染成深红色的组织为心肌膜。较厚的为心室壁,较薄的为心房壁。房室交界处可见一端游离的红色细线,即房室瓣。

2. 低倍镜 心房壁较薄,心室壁较厚。心室的腔面可见着色浅、呈细带状的结构,即房室瓣。房室瓣根部附着于心房与心室间的致密结缔组织处,称为心骨骼(cardiac skeleton)(图 9-1)。心房肌和心室肌分别附着于心骨骼,彼此不连续。心壁由内向外分为心内膜、心肌膜和心外膜三层。

(1) 心内膜(endocardium):位于心壁的内侧,由内皮和内皮下层构成。

(2) 心肌膜(myocardium):较厚,主要由大量心肌纤维组成,因其呈螺旋状排列,故可以观察到纵切面、横切面及斜切面。心肌纤维之间有少量结缔组织和丰富的毛细血管。

(3) 心外膜(epicardium):心外膜是浆膜,为心包膜的脏层,由最外层的间皮和其内侧的疏松结缔组织组成,其中含血管、神经等,常见脂肪组织(图 9-2)。

3. 高倍镜 重点观察心内膜。

(1) 内皮:为单层扁平上皮,含核的部位略厚,表面光滑,位于心壁腔面。

(2) 内皮下层:由结缔组织构成,分为内、外两层。内层由致密结缔组织构成;外层由疏松结缔组织构成,又称心内膜下层(subendocardial layer)。心内膜下层含有组成房室束的浦肯野纤维

1—心房壁；2—心室壁；3—房室瓣；4—心骨骼；5—心内膜；6—心肌膜；7—心外膜

图 9-1 心壁(低倍)

1—心内膜；2—心肌膜；3—心外膜

图 9-2 心室壁(低倍)

(Purkinje fiber)。与普通的心肌纤维相比,浦肯野纤维比心肌纤维短且粗,胞质染色较浅,含有一个或两个细胞核。浦肯野纤维成束出现,属于心脏传导系统,位于心室的心内膜下层和心肌膜(图 9-3)。

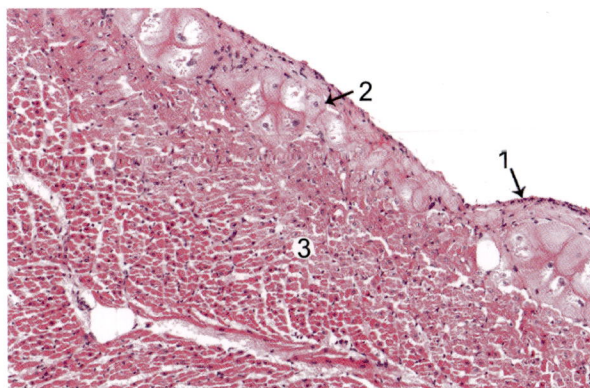

1—内皮；2—浦肯野纤维；3—心肌膜

图 9-3 心室的心内膜和心肌膜(高倍)

二、大动脉

(一)大动脉管壁结构

材料与方法:人主动脉,HE 染色。

1. 肉眼观　标本中凹面是大动脉的腔面,对侧凸面是大动脉的外膜。

2. 低倍镜　大动脉(large artery)由腔面向外依次分为内膜、中膜和外膜(图 9-4)。

(1)内膜(tunica intima):包括内皮和内皮下层。内皮由单层扁平上皮构成,衬于血管腔面。内皮下层由疏松结缔组织构成,含纵行胶原纤维和少量平滑肌纤维。大动脉的内弹性膜与中膜相延续,故内膜与中膜之间界限不清晰。

(2)中膜(tunica media):较厚,由数十层弹性膜和大量弹性纤维构成。弹性膜(elastic membrane)之间有散在的平滑肌纤维和胶原纤维。弹性膜染色较浅,平滑肌纤维呈细长的梭形,细胞核染色深、呈长梭形,胞质呈红色。

(3)外膜(tunica adventitia):较薄,由疏松结缔组织构成,含小血管、神经束和脂肪细胞。

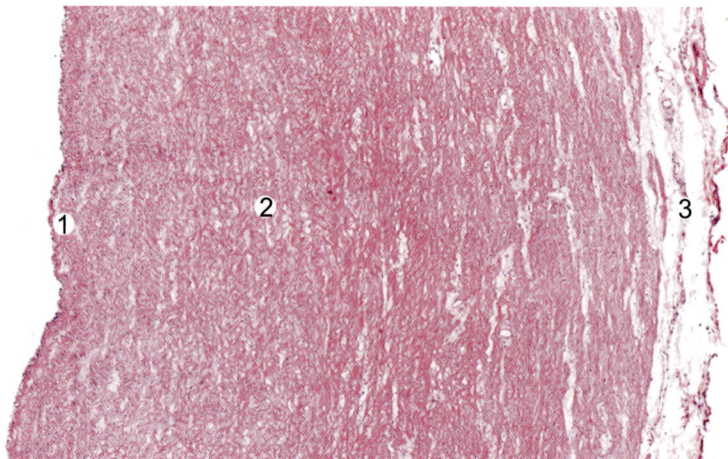

1—内膜；2—中膜；3—外膜

图 9-4　大动脉(低倍)

3. 高倍镜　中膜的弹性膜为较粗的红色线条,呈波浪状;弹性膜间可见平滑肌细胞(图 9-5)。

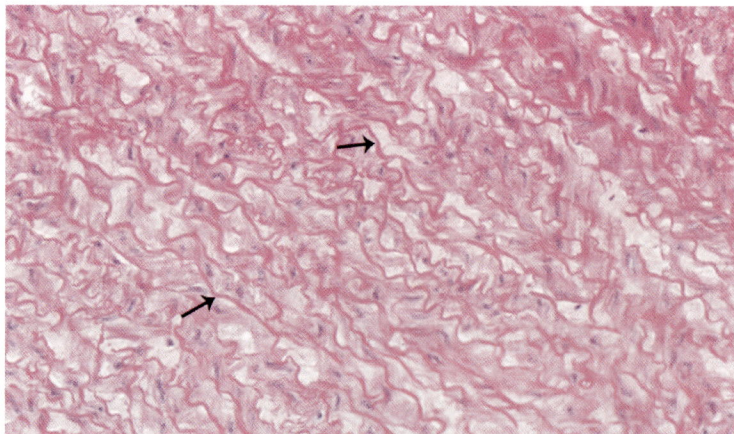

图 9-5　大动脉(高倍)

箭头示弹性膜

（二）大动脉弹性膜

材料与方法：人主动脉，醛复红染色。

1. 肉眼观　标本为蓝色。

2. 低倍镜　内膜和中膜分界不清。内膜染色较浅，含有很纤细的线条，为弹性纤维；中膜染色较深，有数十层深蓝色线条，即弹性膜。

3. 高倍镜　中膜内的弹性膜为深蓝色的粗线条，弹性纤维为较细的线条，位于弹性膜之间（图 9-6）。

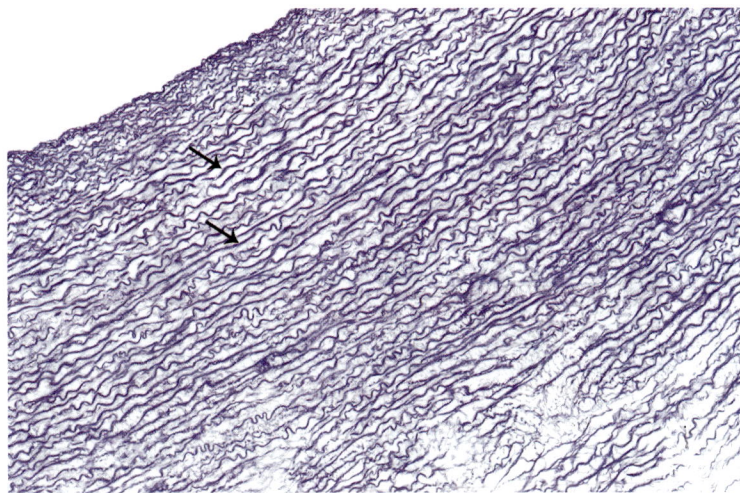

图 9-6　大动脉（高倍）
箭头示弹性膜

三、中动脉和中静脉

材料与方法：人中动脉和中静脉，HE 染色。

（一）中动脉

1. 肉眼观　中动脉管壁厚，管腔小而圆。

2. 低倍镜　中动脉（medium-sized artery）管壁结构由腔面向外依次分为三层：内膜、中膜和外膜，中膜与外膜厚度近似，三层分界明显（图 9-7）。

（1）内膜：包括内皮、内皮下层和内弹性膜三层。内皮由单层扁平上皮构成。内皮下层较薄，有的标本几乎不可见。内弹性膜（internal elastic membrane）为粉红色波浪状，是区分内膜与中膜的明显界限。

（2）中膜：较厚，由 10～40 层环形平滑肌组成，肌纤维间有少量弹性纤维和胶原纤维。

（3）外膜：由疏松结缔组织构成，富含血管和神经纤维。较大的中动脉在中膜外可见多层断断续续、波浪状的外弹性膜（external elastic membrane）。

（二）中静脉

1. 肉眼观　中静脉管壁薄，管腔大而不规则。

2. 低倍镜　与中动脉比较，中静脉（medium-sized vein）管壁薄，三层分界不明显。外膜比中膜厚，由结缔组织构成，可含纵行平滑肌纤维束（图 9-8）。

3. 高倍镜　内膜很薄，内弹性膜不明显。中膜较中动脉薄，其中平滑肌纤维排列稀疏。外膜比中膜厚，有少量外弹性膜。

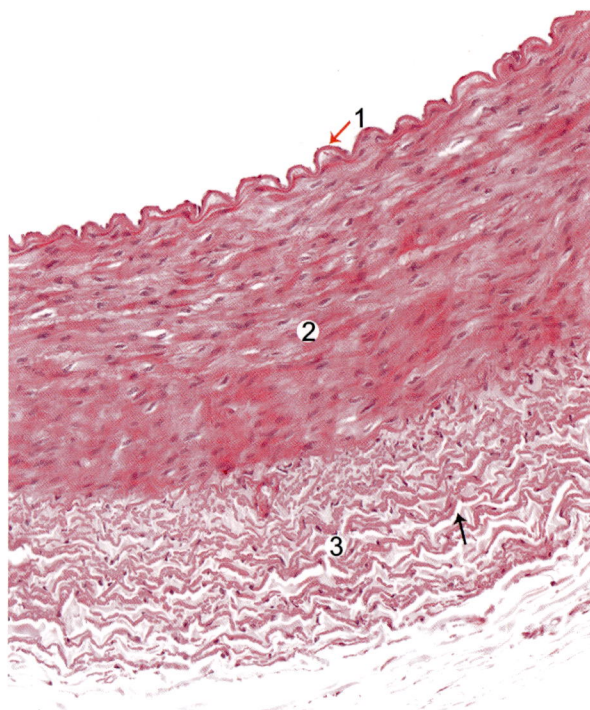

1—内膜；2—中膜；3—外膜

图 9-7　中动脉 (低倍)

黑色箭头示外弹性膜

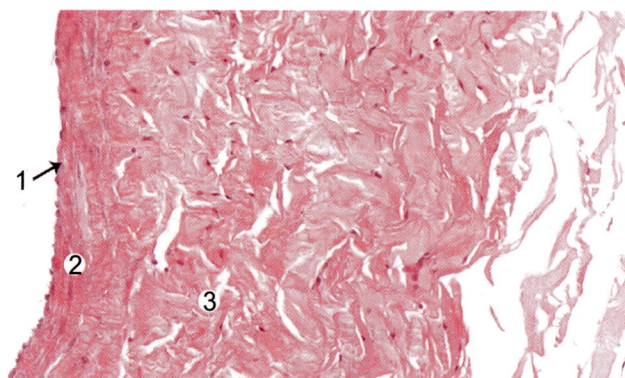

1—内膜；2—中膜；3—外膜

图 9-8　中静脉 (低倍)

四、小动脉和小静脉

材料与方法：人小动脉和小静脉，HE 染色。

1. 低倍镜　标本中可见相伴出现的小动脉(small artery)与小静脉(small vein)。小动脉管壁较厚，管腔小；小静脉管壁较薄，管腔大且不规则。

2. 高倍镜

(1) 小动脉：较大的小动脉可见内弹性膜，一般无明显的外弹性膜。中膜有 3~9 层环形平滑肌。外膜由疏松结缔组织构成。

(2) 小静脉：三层膜界线不明显，内皮外可见一至数层较完整的环形平滑肌纤维(图 9-9)。

Note

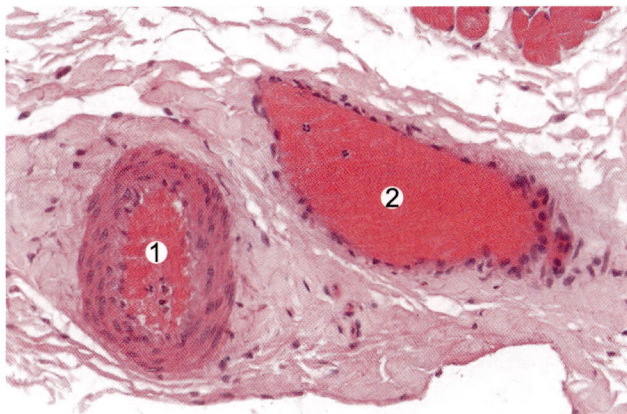

1—小动脉；2—小静脉

图 9-9　小动脉和小静脉（高倍）

▶▶ 思考题

1. 观察下图,写出图中器官及箭头所指细胞的名称。

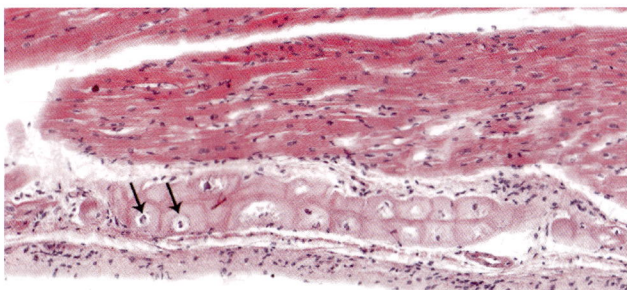

HE 染色（高倍）

思考题解析

2. 观察下图,写出图中器官及箭头所指结构的名称。

HE 染色（高倍）

▶▶ 知识链接

（1）动脉粥样硬化。

（2）静脉瓣与静脉曲张。

知识链接

（张连双）

第十章　免疫系统

1. **素质目标**　了解免疫疗法在临床中的应用，激发对科学研究的兴趣。
2. **能力目标**　辨识胸腺、淋巴结和脾脏。
3. **知识目标**
(1) 掌握胸腺、淋巴结和脾的结构特点。
(2) 熟悉胸腺、淋巴结和脾的功能。
(3) 了解扁桃体的组织结构。

🔟 实验内容

一、胸腺

材料与方法：幼儿胸腺，HE 染色。

1. **肉眼观**　标本表面为被膜，被膜下为胸腺的实质，其染色较深。

2. **低倍镜**　胸腺(thymus)表面的薄层结缔组织为被膜，部分结缔组织伸入胸腺内构成小叶间隔，将实质分隔成不完全分离的胸腺小叶(thymic lobule)。每个小叶包括周围着色深的皮质(cortex)和中央着色浅的髓质(medulla)(图 10-1)。可见部分小叶的髓质相连。髓质内可见散在分布、染成红色的组织结构，即胸腺小体(thymic corpuscle)。

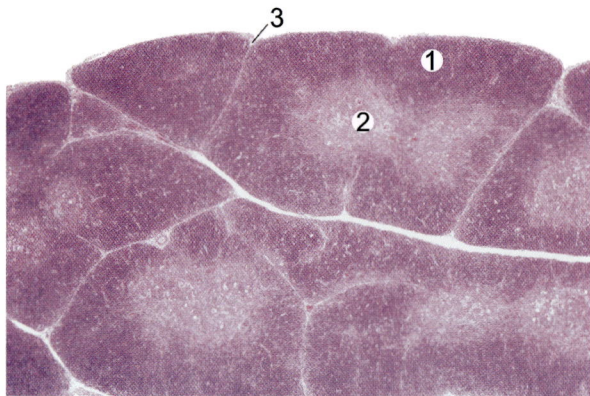

1—皮质；2—髓质；3—小叶间隔

图 10-1　幼儿胸腺(低倍)

3. **高倍镜**　皮质中可见大量染色深的胸腺细胞(thymocyte)和少量染色浅的胸腺上皮细胞(thymic epithelial cell)。髓质内可见少量染色深的胸腺细胞和较多染色浅的胸腺上皮细胞，还可见散在分布、大小不等的胸腺小体。胸腺小体周围的上皮细胞呈扁平状,常可见扁平或者椭圆形核;近胸腺小体的中央,上皮细胞角化,胞质嗜酸性,核常消失(图 10-2)。

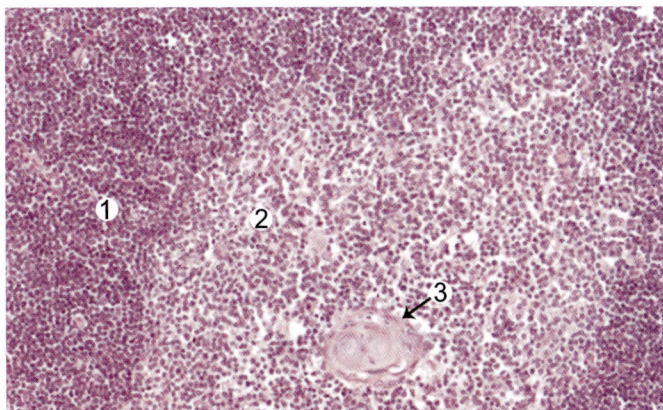

1—皮质；2—髓质；3—胸腺小体

图 10-2 幼儿胸腺(HE 染色,高倍)

二、淋巴结

材料与方法:淋巴结,HE 染色。

1. 肉眼观 标本呈椭圆形或豆形,一侧凹陷为门部。表面浅红色的区域为被膜。被膜下着色深的区域为皮质,中央着色浅的区域为髓质。

2. 低倍镜 淋巴结(lymph node)表面浅红色的薄层结缔组织区域为被膜,被膜内可见输入淋巴管。标本一侧凹陷的区域为门部,此处可见输出淋巴管。被膜和门部内有时可见较多着色浅的脂肪细胞。被膜和门部的结缔组织等伸入淋巴结内部,构成淋巴结较粗的支架,称为小梁(trabecula)。淋巴结实质包括位于外周的皮质和位于中央的髓质(图 10-3)。

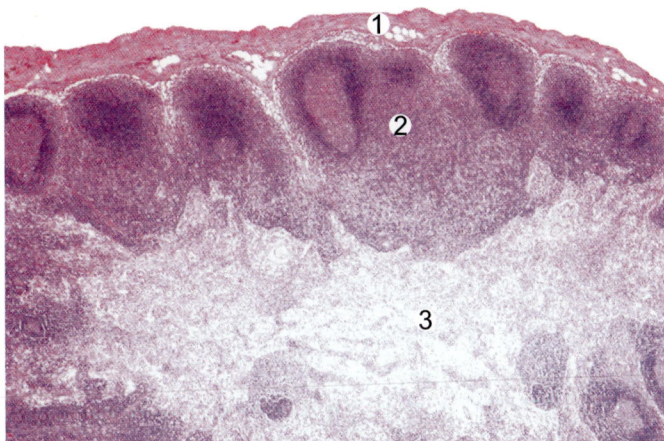

1—被膜；2—皮质；3—髓质

图 10-3 淋巴结(低倍)

(1)皮质:被膜深部着色深的区域为皮质(图 10-4),包括浅层皮质、副皮质区和皮质淋巴窦。

①浅层皮质(superfacial cortex):位于被膜深部、皮质浅层,为皮质的大部分区域,由球状或椭圆形的淋巴小结和淋巴小结之间的弥散淋巴组织组成。淋巴小结中央着色浅的区域称为生发中心。生发中心内侧部细胞体积较大、着色较深的区域称为暗区;生发中心中央由中等大小、排列稀疏、着色较浅的细胞组成的区域称为明区;生发中心近被膜侧有一层密集的小淋巴细胞,称

为小结帽。浅层皮质内淋巴细胞主要为 B 细胞,故又称为 B 细胞区。

②副皮质区(paracortex zone):位于皮质的深层,由弥散淋巴组织组成,淋巴细胞主要为 T 细胞,故又称为胸腺依赖区。此外还有少量的 B 细胞、巨噬细胞和交错突细胞等。此区内可见高内皮的毛细血管后微静脉(图 10-5),血液中的淋巴细胞由此进入副皮质区。

③皮质淋巴窦(cortical sinus):包括被膜下窦和小梁周窦,两者连通。被膜下窦位于被膜与浅层皮质之间,为包绕淋巴结的扁囊;小梁周窦位于小梁与皮质之间。

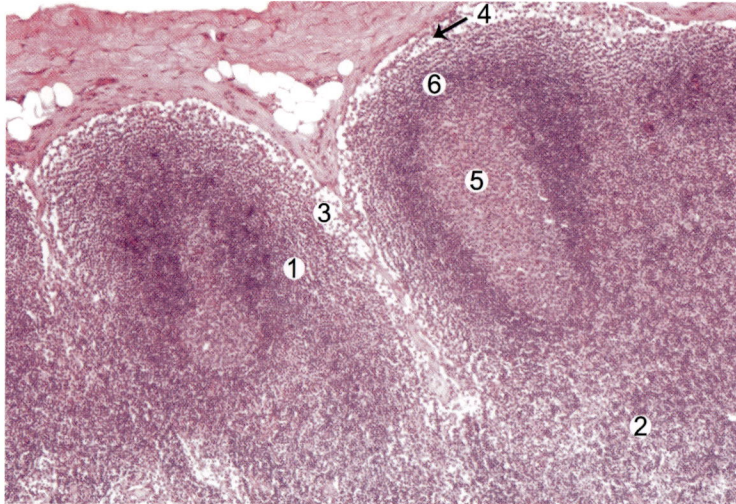

1—浅层皮质;2—副皮质区;3—小梁周窦;4—被膜下窦;5—生发中心;6—小结帽

图 10-4　淋巴结皮质(低倍)

图 10-5　淋巴结皮质

A. 低倍;B. 高倍

箭头示毛细血管后微静脉

(2)髓质:髓质包括髓索和髓窦两部分(图 10-6)。

①髓索:髓质内条索状的淋巴组织,细胞排列密集,着色较深。主要有 B 细胞、浆细胞和巨噬细胞等。

②髓窦:髓索与髓索之间或者髓索和小梁之间着色较浅的区域为髓质淋巴窦,简称为髓窦。

3. 高倍镜　重点观察皮质淋巴窦和髓窦(图 10-7)。

(1)窦壁:主要由扁平的内皮细胞组成,内皮外由一层扁平的网状细胞和少量网状纤维构成。

(2)窦腔:内有星状内皮细胞(染色浅,核大)、巨噬细胞和多种淋巴细胞等。但髓窦腔更大,巨噬细胞更多。

三、脾

材料与方法:脾,HE 染色。

1. 肉眼观　标本表面粉红色的区域为被膜。标本内散在分布的大小不等、紫蓝色的片状区

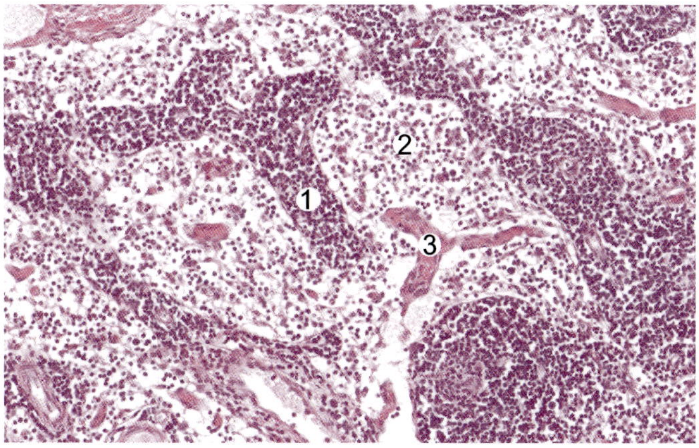

1—髓索；2—髓窦；3—小梁

图 10-6　淋巴结髓质（低倍）

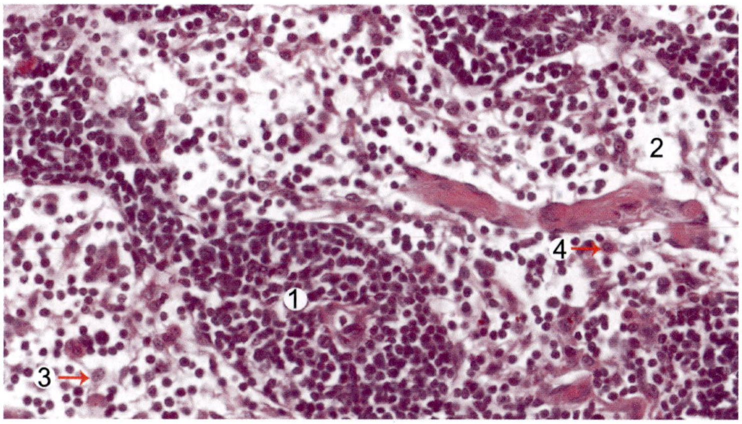

1—髓索；2—髓窦；3—星状内皮细胞；4—巨噬细胞

图 10-7　淋巴结髓质（高倍）

域为白髓，其余大部分红色区域为红髓。

2. 低倍镜

（1）被膜与小梁：被覆于脾（spleen）表面的粉红色结缔组织区域为被膜，较厚，其内含有平滑肌纤维，被膜表面覆盖有间皮。被膜内的结缔组织和平滑肌纤维伸入脾的内部形成小梁，小梁内可见小梁动脉和小梁静脉等。小梁在不同的切面形态不同，其在脾内形成了一个粗大的支架。脾的实质包括白髓和红髓（图 10-8）。

（2）白髓（white pulp）：为散在分布的紫蓝色区域，其内可见中央动脉的横切面或纵切面。包括动脉周围淋巴鞘、淋巴小结和边缘区（图 10-9）。

①动脉周围淋巴鞘（periarterial lymphatic sheath）：通常位于白髓的一侧，为围绕在中央动脉周围的弥散淋巴组织，淋巴细胞主要为 T 细胞，是脾的胸腺依赖区。若发生的细胞免疫反应较为强烈，则中央动脉接近白髓中央。

②淋巴小结：又称脾小体（splenic corpuscle），为白髓内呈球团状的淋巴组织，淋巴细胞主要为 B 细胞。当受到抗原刺激后，可出现生发中心，淋巴小结体积增大，数量增多。

③边缘区（marginal zone）：白髓和红髓交界的区域，分界不清。此区内含有 T 细胞、B 细胞和较多的巨噬细胞。此外，还有小血窦，即边缘窦，由中央动脉侧支末端膨大形成，是血液中淋巴细胞进入白髓的通道。

Note

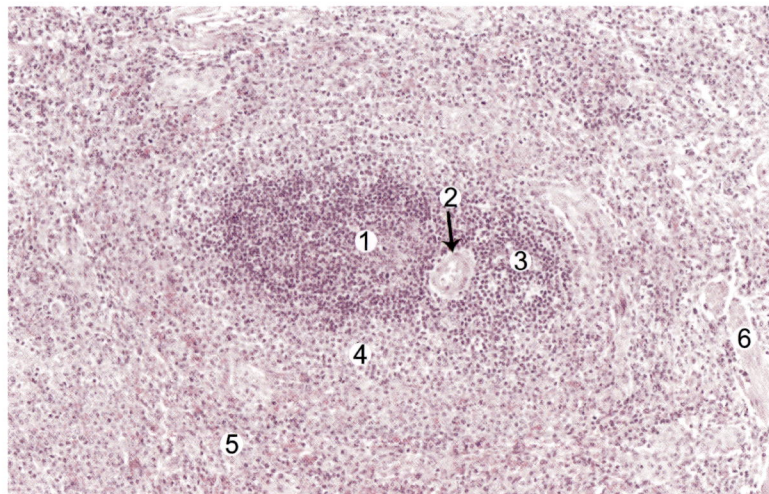

1—被膜；2—小梁；3—白髓；4—红髓

图 10-8 脾(低倍)

1—脾小体；2—中央动脉；3—动脉周围淋巴鞘；4—边缘区；
5—红髓；6—小梁

图 10-9 脾白髓(低倍)

（3）红髓(red pulp)：为白髓周围大片富含血细胞的区域,由脾索和脾血窦构成。

3. 高倍镜 红髓内可见呈条索状的脾索和脾血窦(图 10-10)。

（1）脾索(splenic cord)：为富含血细胞的条索状淋巴组织,除含大量的血细胞外,还有较多的B 细胞、浆细胞、巨噬细胞和树突状细胞等。

（2）脾血窦(splenic sinus)：简称为脾窦。横切面中内皮细胞核呈圆形,突向窦腔。

四、扁桃体

材料与方法:扁桃体,HE 染色。

1. 肉眼观 卵圆形,一侧表面陷入内部形成隐窝。

2. 低倍镜 表面为薄层的复层扁平上皮,上皮向深部固有层凹陷,形成隐窝(crypt)(图10-11A)。

3. 高倍镜 上皮内可见淋巴细胞,故又称淋巴上皮组织。固有层含有大量淋巴小结和弥散淋巴组织(图10-11B)。

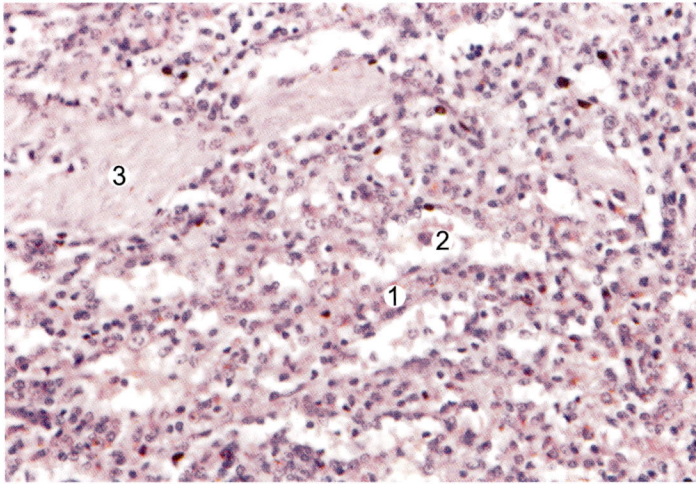

1—脾索；2—脾血窦；3—小梁

图 10-10　脾红髓（高倍）

1—隐窝；2—淋巴小结；3—弥散淋巴组织；4—复层扁平上皮

图 10-11　扁桃体

A. 低倍；B. 高倍

思考题解析

▶▶ 思考题

1. 观察下图,写出图中器官名称及 1～3 的结构名称。

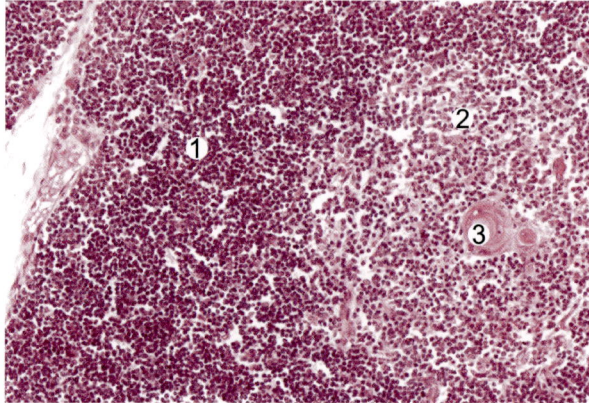

HE 染色(低倍)

2. 观察下图,写出图中器官名称及 1～5 的结构名称。

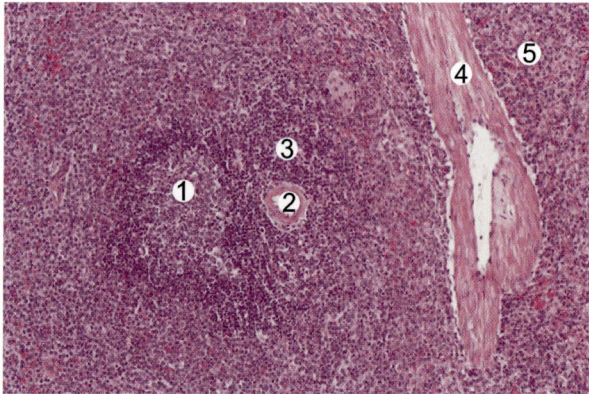

HE 染色(低倍)

知识链接

▶▶ 知识链接

淋巴细胞的检测技术和临床应用。

(刘　方)

Note

第十一章 皮 肤

1. 素质目标

（1）了解组织工程皮肤在临床中的应用,培养转化医学思维。

（2）了解白化病的发病原因,树立对罕见病患者人群的关怀意识。

2. 能力目标

（1）熟练辨认表皮的分层和皮肤附属结构。

（2）准确绘制皮肤的光镜图。

3. 知识目标

（1）熟悉无毛皮肤及皮下组织的结构和功能。

（2）了解有毛皮肤的结构和功能。

实验内容

一、无毛皮肤

材料与方法:人手指掌侧皮肤,HE 染色。

1. 肉眼观 依据颜色的深浅可将标本分为三层。一侧着色深的为表皮,另一侧着色浅的为皮下组织,位于两者之间着色中等的为真皮。

2. 低倍镜 皮肤由表皮(epidermis)和真皮(dermis)构成,皮肤深部为皮下组织(图 11-1A)。

（1）表皮:为角化的复层扁平上皮。表皮与深部真皮的连接面凹凸不平,使两者的接触面积增大,既可增强相互间的连接,又有利于真皮为表皮供应营养。表皮由深向浅可分为基底层、棘层、颗粒层、透明层和角质层五层结构(图 11-1B)。

①基底层(stratum basale):主要为一层矮柱状的基底细胞,呈较深的蓝紫色。

②棘层(stratum spinosum):较厚,主要为多层棘细胞,呈蓝紫色。细胞体积较大,深部呈多边形,向浅层逐渐变扁。

③颗粒层(stratum granulosum):为 3～5 层较扁的梭形细胞,呈深蓝紫色。

④透明层(stratum lucidum):为几层扁平的角质细胞,无细胞核,呈深红色,折光性强。

⑤角质层(stratum corneum):由多层扁平角质细胞构成,无细胞核,呈红色。

（2）真皮:为结缔组织,由浅及深分为乳头层和网织层。

①乳头层(papillary layer):由真皮向表皮方向伸出的许多乳头状突起(即真皮乳头)构成,为一层薄薄的不连续的疏松结缔组织。

②网织层(reticular layer):较厚,为真皮的主体,由不规则致密结缔组织构成,呈略深的粉红

色。粗大的胶原纤维束交织成网,使得皮肤具有较大的韧性。此外,网织层还含有许多弹性纤维(不易辨认),又赋予皮肤较大的弹性。网织层内还有较多的血管、淋巴管和神经。

(3)皮下组织(hypodermis):由疏松结缔组织和脂肪组织构成,可见环层小体和汗腺(sweat gland)。汗腺为单曲管状腺。导管穿过真皮,继而管壁与表皮相连续,并在表皮内呈螺旋状走行,最终开口于皮肤表面的汗孔。

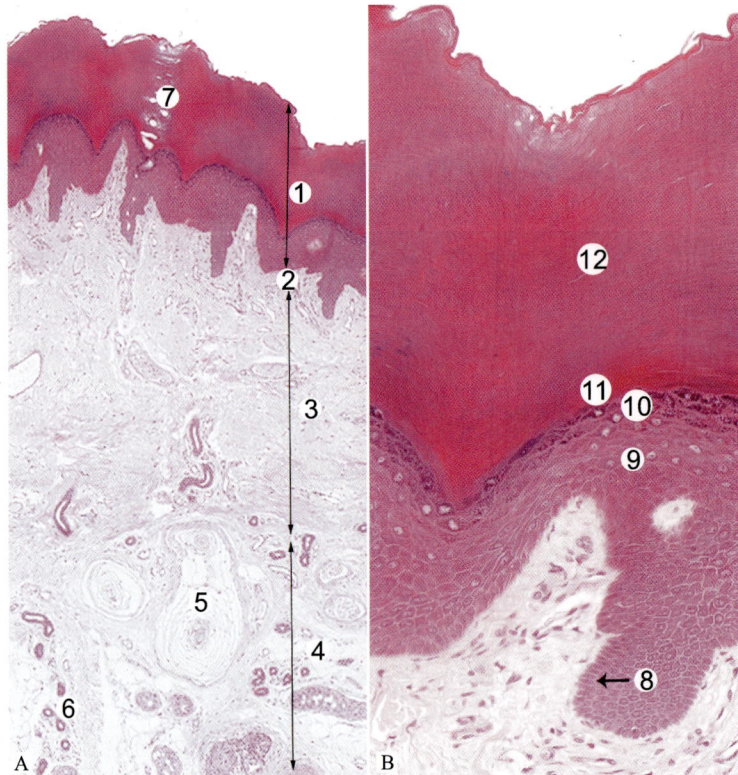

1—表皮;2—乳头层;3—网织层;4—皮下组织;5—环层小体;6—汗腺;7—汗腺导管开口;
8—基底层;9—棘层;10—颗粒层;11—透明层;12—角质层

图 11-1　皮肤
A. 4 倍物镜;B. 20 倍物镜

3. 高倍镜

(1)表皮:细胞可分为角质形成细胞和非角质形成细胞两大类。角质形成细胞为表皮的主要细胞类型,细胞之间通过桥粒建立牢固的连接,伴随细胞的成熟,细胞质内角蛋白丝(不易辨认)越来越多。HE 染色切片不易辨认非角质形成细胞,应重点观察角质形成细胞。

①基底层:细胞核相对较大,呈长椭圆形,着色较浅,核仁明显。细胞质因含丰富的游离核糖体而呈较强的嗜碱性。基底细胞是表皮的干细胞,可增殖分化为棘细胞。

②棘层:细胞表面有许多棘状突起。细胞核较大,呈圆形或椭圆形,着色浅,核仁明显。细胞质丰富,因所含的游离核糖体减少,着色较基底层浅(图 11-2)。

③颗粒层:细胞的细胞核与细胞器开始退化。细胞质内充满形状不规则、大小不一、呈强嗜碱性的透明角质颗粒。

④角质层:细胞的轮廓不清,是干硬的死细胞,细胞器也已消失,细胞质因充满嗜酸性的角蛋白(由透明角质颗粒扩散开的蛋白质将角蛋白丝束紧密连接而成)而呈均质状。

(2)汗腺:汗腺的导管和分泌部盘曲成团,管壁厚、着色较浅的为分泌部;管壁薄、着色深的为导管。分泌部腺上皮主要由一或两层锥形、立方形或柱状腺细胞构成。导管由两层较小的立方形上皮细胞围成(图 11-3)。

图 11-2　棘细胞（高倍）

箭头示棘状突起

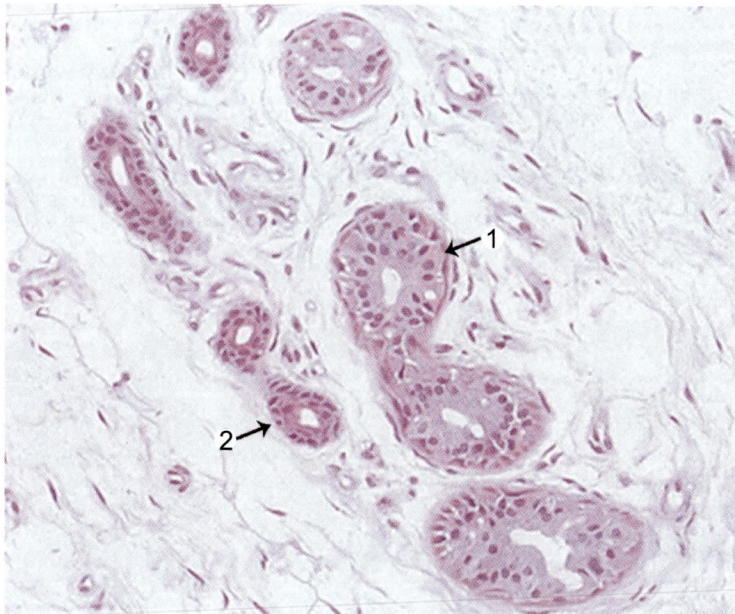

1—分泌部；2—导管

图 11-3　汗腺（高倍）

二、有毛皮肤

材料与方法：人头皮，HE 染色。

1. 肉眼观　皮肤和皮下组织含棕黑色的毛球和毛根，偶见伸出皮肤的同样呈极深颜色的毛干。

Note

2. 低倍镜　与人手指掌侧皮肤相比,头皮的表皮较薄,各层细胞较少,无透明层。重点观察皮肤的附属结构:毛(hair)、皮脂腺(sebaceous gland)和立毛肌(图 11-4A)。

(1) 毛:由毛根和毛干、毛球三部分构成。

①毛根和毛干:呈棕黄色,斜行,由含较多黑素颗粒的角质细胞构成。

②毛球:毛起始膨大的部位,呈蓝黑色。构成毛球的细胞主要为毛母质细胞,形态似表皮基底层和棘层中的角质形成细胞,可增殖分化为毛根和毛囊上皮性鞘中的角质细胞。形成毛根角质细胞的毛母质细胞质含较多黑素颗粒。毛母质细胞来源于毛囊上皮性鞘中的毛囊干细胞(不易辨认)。毛球是毛的生长点。从其底面伸入毛球的结缔组织为毛乳头,含毛细血管,为毛发生长提供营养。

毛囊包裹于毛外,分为内外两层。内层为上皮性鞘,与表皮相连续,结构也与之相似;外层为结缔组织性鞘,与真皮相连续,为结构与之相似的薄层结缔组织(图 11-4B)。

(2) 立毛肌:在毛根与皮肤表面成钝角的一侧,可见连于毛囊和真皮乳头层之间的一束斜行平滑肌。立毛肌受交感神经支配,在寒冷、惊恐和愤怒等情况下收缩,导致毛竖立和皮肤表面出现小隆起,俗称“鸡皮疙瘩”(图 11-4A)。

(3) 皮脂腺:位于毛囊与立毛肌之间,为泡状腺,由着色浅的分泌部和短粗的导管构成(图 11-4C)。

①分泌部:一般由 2～5 个腺泡构成。腺泡周边为一层较扁的小多边形的基底细胞,细胞质着较浅的蓝紫色。基底细胞增殖分化,形成的新细胞渐移向腺泡中央。腺泡中央为大量着色很浅、较大的、多边形的腺细胞,核固缩。腺细胞已成熟,细胞质因充满脂滴而着色很浅。在近导管处,腺细胞解体,成为一团含脂质的细胞碎片,即皮脂(皮脂腺的分泌物)。

②导管:由复层扁平上皮构成,开口于毛囊上段,或直接开口于皮肤表面。皮脂腺分泌的皮脂有润滑和保护皮肤的作用。

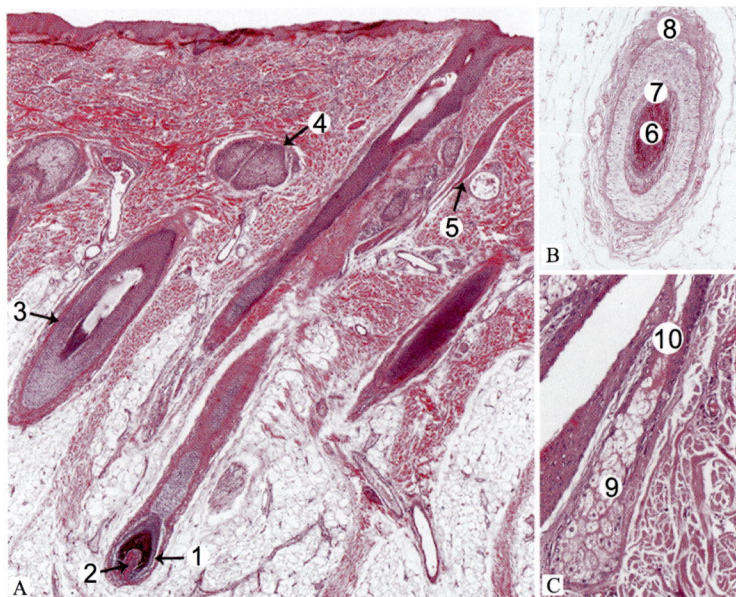

1—毛球；2—毛乳头；3—毛囊；4—皮脂腺；5—立毛肌；6—毛根；7—毛囊上皮性鞘；
8—毛囊结缔组织性鞘；9—皮脂腺分泌部；10—皮脂腺导管

图 11-4　头皮(低倍)

A. 皮肤附属器；B. 毛根和毛囊横切面；C. 皮脂腺

▶▶ 思考题

1. 观察下图,写出星号和箭头所指结构的名称。

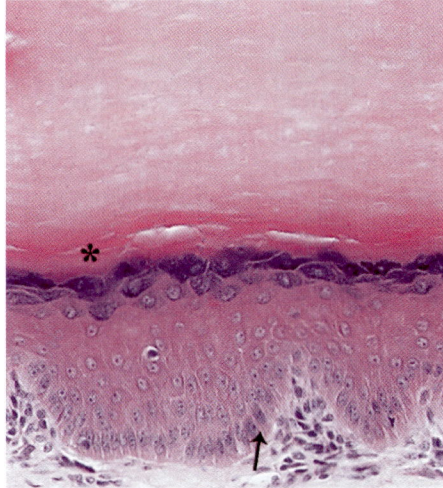

HE 染色(高倍)

2. 观察下图,写出星号和箭头所指结构的名称。

HE 染色(低倍)

▶▶ 知识链接

皮内注射、皮下注射、肌内注射和静脉注射。

思考题解析

知识链接

(金　洁)

Note

第十二章　消　化　管

1. 素质目标　了解消化性溃疡的发病机制,理解组织结构异常与疾病发生的关联,培养临床病理思维。

2. 能力目标

(1) 依据镜下结构特点,熟练辨识各段消化管。

(2) 绘制胃底(体)黏膜层光镜图。

3. 知识目标

(1) 掌握各段消化管管壁的组织结构特点及其与功能之间的关系。

(2) 了解消化管内分泌细胞、小肠腺帕内特细胞的分布及结构特点。

(3) 了解舌乳头的结构特点。

实　验　内　容

一、舌

材料与方法:人舌尖部,HE 染色。

1. 肉眼观　此标本一侧着色深、凹凸不平的区域为舌背部的黏膜,其深部着红色的区域为舌肌。

2. 低倍镜　舌的表面由黏膜和深部的舌肌组成。黏膜表面可见许多突起,即舌乳头(lingual papilla),其表面覆盖复层扁平上皮,内部为固有层结缔组织(图 12-1A)。

(1) 丝状乳头(filiform papilla):数量多,呈圆锥形,其上皮浅层的细胞发生轻度角化,故在乳头表面可见不规则形的舌苔。

(2) 菌状乳头(fungiform papilla):数量少,分散于丝状乳头之间。呈蘑菇状,其上皮浅层的细胞未角化,乳头两侧上皮内有少量的味蕾(taste bud)。固有层结缔组织内有丰富的毛细血管。

(3) 轮廓乳头(circumvallate papilla):体积最大,略似菌状乳头,顶部较宽而平坦,周围黏膜深陷形成环沟,上皮是未角化的复层扁平上皮,环沟两侧壁内有较多味蕾;固有层有浆液性味腺,导管开口于沟底(图 12-1B)。

3. 高倍镜　味蕾为淡染的椭圆形小体,纵轴与上皮表面垂直,顶端有味孔,由味细胞和基细胞组成。味细胞位于味蕾中央,呈长梭形,数量多;基细胞位于味蕾基底部,呈锥形,细胞核小而圆(图 12-1C)。

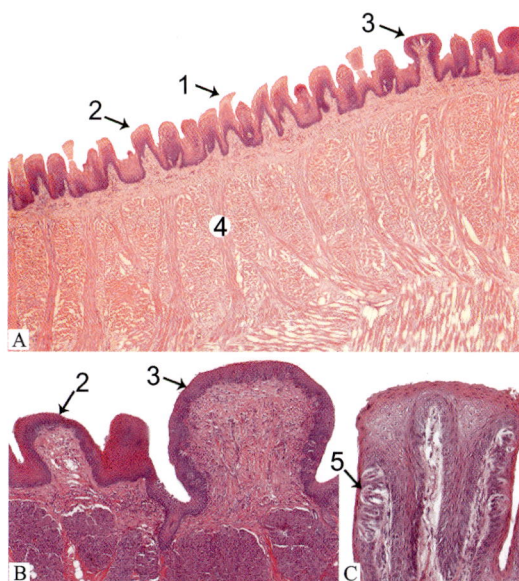

1—丝状乳头；2—菌状乳头；3—轮廓乳头；4—舌肌；5—味蕾
图 12-1　舌(低倍)
A.4 倍物镜；B.10 倍物镜；C.高倍

二、食管

材料与方法：人食管，HE 染色。

1. 肉眼观　该标本为食管的横切面，呈不规则的圆形，食管管腔呈不规则形，可见被横切的几条粗大突起(即皱襞)，腔面有一层起伏不平的蓝紫色带状结构(即黏膜上皮)。

2. 低倍镜　从内向外观察食管(esophagus)管壁的各层结构(图 12-2)。

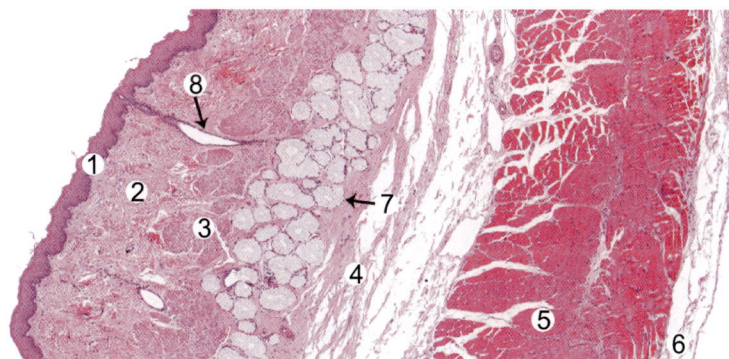

1—上皮；2—固有层；3—黏膜肌层；4—黏膜下层；5—肌层；6—外膜；
7—食管腺腺泡；8—食管腺导管
图 12-2　食管横切面(低倍)

(1) 黏膜(mucosa)：由上皮、固有层和黏膜肌层构成。

①上皮：衬在腔面染成紫蓝色的条带为未角化复层扁平上皮，上皮基底面凹凸不平，上皮下方为固有层。

②固有层：紧邻上皮下方，很薄，着粉红色，纤维细密，其中有许多细胞核，为成纤维细胞的细胞核；还有小血管、淋巴组织及食管腺导管。

③黏膜肌层：位于固有层的外侧，是一层纵行的平滑肌束，因此，在食管横切面上可见肌纤维的横切面。

Note

71

（2）黏膜下层（submucosa）：为疏松结缔组织,着淡粉红色,除细胞外,还有较大的血管和黏膜下神经丛。在观察各消化管时应注意是否切到黏膜下神经丛,其由多极神经元和无髓神经纤维构成。此外,还可见黏液性食管腺。腺泡呈卵圆形、圆形或不规则形,腺腔小；腺细胞大多呈圆锥形,少数呈柱状,细胞核染色深,呈扁椭圆形,细胞质染色浅,为黏液细胞。

（3）肌层（muscularis）：由平滑肌纤维构成,分为内环形肌和外纵行肌两层。内层的肌纤维被纵切,外层的肌纤维被横切,两层肌纤维束之间可见肌间神经丛。在观察各消化管时应注意是否切到肌间神经丛,其特点与黏膜下神经丛相似。由于食管上、中、下段各段的肌组织类型不同,有的标本中仅可见平滑肌纤维,有的标本中仅可见骨骼肌纤维,而有的标本中可见到平滑肌纤维和骨骼肌纤维。可根据切面呈现的肌纤维类型大致判断切片属于食管的哪个部分。

（4）外膜（adventitia）：为纤维膜,由疏松结缔组织构成,内有血管和神经。

3. 高倍镜 肌间神经丛由多级神经元和无髓神经纤维构成。可见神经元胞体,核大,染色浅,核仁明显；胞质嗜碱性(图 12-3)。

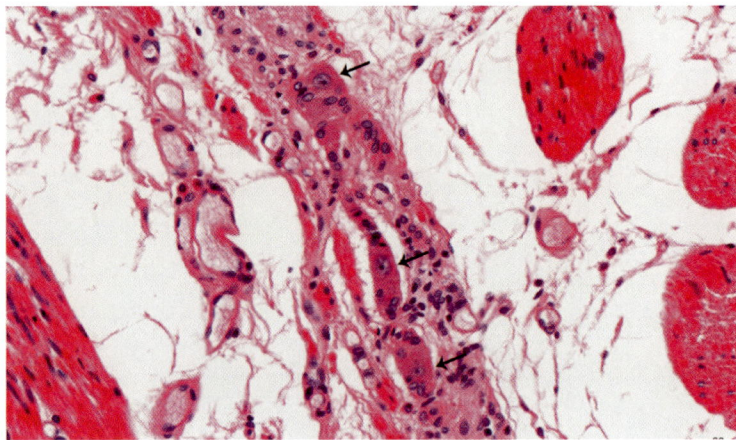

图 12-3 肌间神经丛(高倍)

箭头示神经元

三、胃

（一）胃底

材料与方法：人胃底,HE 染色。

1. 肉眼观 标本呈长条形,一侧凹凸不平、染成紫蓝色的结构为黏膜,凸起的结构为皱襞；另一侧染成深红色的为肌层,中间染成浅红色的为黏膜下层。

2. 低倍镜 胃壁分为黏膜、黏膜下层、肌层和外膜(浆膜层)四层结构(图 12-4),应仔细区分。

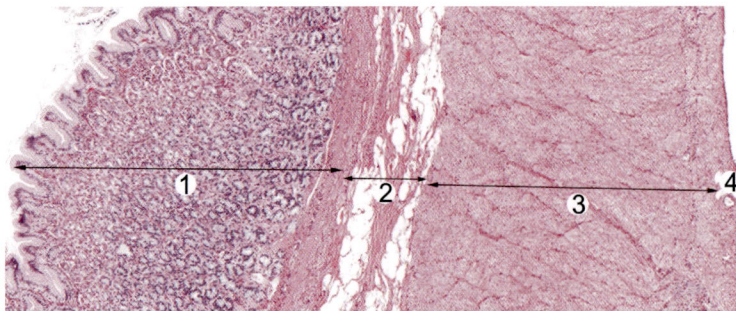

1—黏膜；2—黏膜下层；3—肌层；4—外膜

图 12-4 胃底部(低倍)

（1）黏膜：由上皮、固有层和黏膜肌层组成。

①上皮：为单层柱状上皮，上皮向固有层内凹陷形成许多胃小凹，因切片方位不同，可看到胃小凹有纵横不同、深浅各异的切面。在黏膜层表面可见一些小管，此为胃小凹横切面。胃小凹底部与腺体相通（图12-5）。

②固有层：可见大量胃底腺，呈纵切面、斜切面或横切面，腺腔狭窄，腺体之间仅有少量疏松结缔组织和散在的平滑肌纤维。

③黏膜肌层：较薄，有内环形、外纵行两层平滑肌。

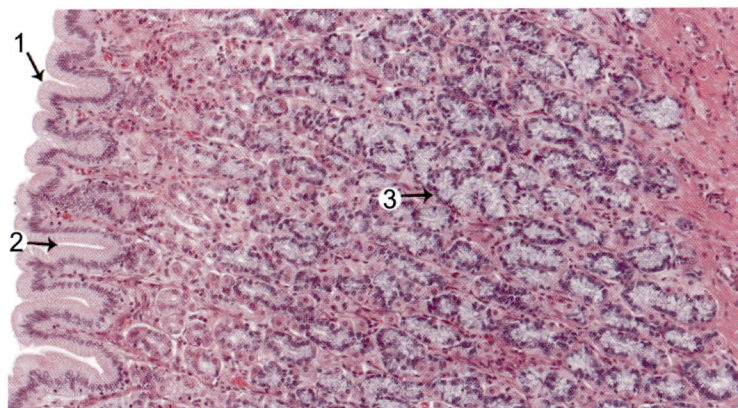

1—表面黏液细胞；2—胃小凹；3—胃底腺

图 12-5 胃黏膜（低倍）

（2）黏膜下层：由疏松结缔组织组成，其内可见血管、淋巴管及黏膜下神经丛。

（3）肌层：较厚，由内斜行、中环形和外纵行三层平滑肌组成，但肌纤维的走向不易区分，可见肌间神经丛。

（4）外膜：为浆膜，由薄层结缔组织和间皮组成。

3. 高倍镜 重点观察黏膜上皮细胞和胃底腺。

（1）上皮：为单层柱状上皮，主要由表面黏液细胞组成，细胞呈柱状，椭圆形的细胞核位于基底部，胞质顶端充满黏原颗粒，着色浅甚至呈透明状（图12-6A）。

（2）胃底腺（fundic gland）：重点观察主细胞和壁细胞的特点（图12-6B）。

①主细胞（chief cell）：数量多，主要分布于腺体下半部。细胞呈柱状，细胞核呈圆形或椭圆形，位于细胞基底部；顶部胞质染色浅是由于细胞顶端含有大量酶原颗粒，这些颗粒在制片过程中常被溶解，基底部胞质呈强嗜碱性，着色深。

②壁细胞（parietal cell）：较主细胞少，主要分布在腺体上半部。胞体大，呈锥形或圆形；细胞核呈圆形，居中，染色深，可见双核；胞质呈强嗜酸性，染成红色。

③颈黏液细胞（mucous neck cell）：数量较少，分布于腺体顶部。细胞常夹在壁细胞之间，呈柱状或楔形；细胞核呈扁圆形，位于基部，胞质着色浅。

（二）胃幽门

材料与方法：人十二指肠与胃幽门处组织，HE染色。

1. 肉眼观 一长条形组织切片，一面呈高低不平且染色较深的为黏膜，其余为胃幽门-十二指肠壁的其他结构。

2. 低倍镜 重点观察黏膜和上皮的变化。胃上皮为单层柱状上皮，但在十二指肠处出现明显的绒毛结构，并含有杯状细胞。二者在交界处骤然变化，分界十分明显。另外胃幽门的单层柱状上皮还下陷形成胃小凹。上皮深部为固有层，在幽门部含有大量幽门腺，少量结缔组织夹在腺体之间（图12-7A）。

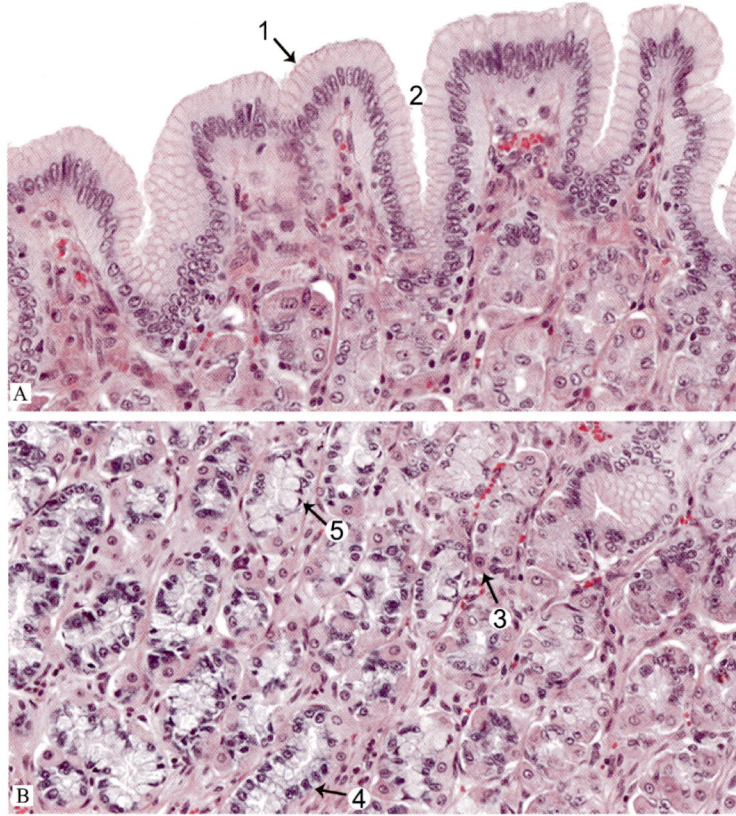

1—表面黏液细胞；2—胃小凹；3—壁细胞；4—主细胞；5—颈黏液细胞

图 12-6　胃黏膜(高倍)

A. 黏膜；B. 胃底膜

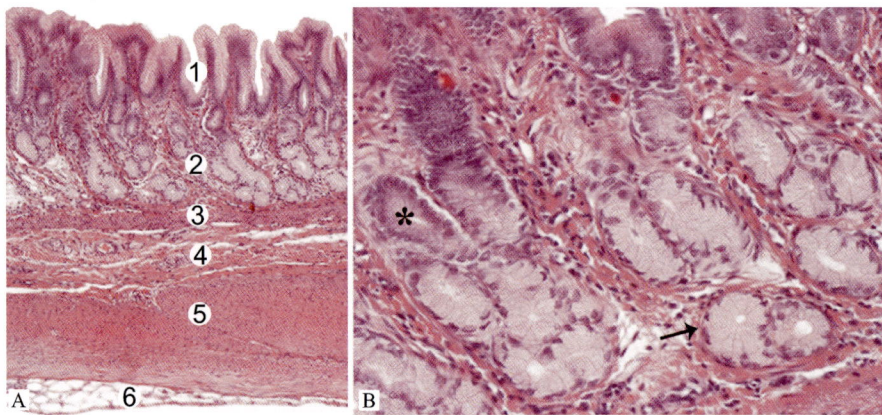

1—胃小凹；2—固有层；3—黏膜肌层；4—黏膜下层；5—肌层；6—外膜

图 12-7　胃幽门

A. 低倍；B. 幽门腺(高倍)

箭头示幽门腺；星号示胃小凹横切面

3. 高倍镜 重点观察固有层中的幽门腺(pyloric gland)。幽门腺为单管腺或分支管状腺,腺管比较弯曲,因此所见腺的横切面相对较多,腺体直接开口于胃小凹底部(图 12-7B)。

四、小肠

(一) 十二指肠

材料与方法:人十二指肠(duodenum),HE 染色。

1. 肉眼观 标本有突起的一侧为管腔面,其中,较大的突起为皱襞;皱襞表面有小的突起,为小肠绒毛,管腔面呈紫蓝色的结构为黏膜。

2. 低倍镜

(1) 黏膜:黏膜表面有许多小肠绒毛(small intestinal villus)(图 12-8)。因标本切面不同,绒毛的切面不同,无论哪一种切面,绒毛表面均覆盖单层柱状上皮,绒毛中轴为固有层。小肠的固有层分为两部分,一部分位于绒毛中轴,另一部分位于绒毛根部以下。绒毛中轴的固有层由疏松结缔组织构成;绒毛根部以下的固有层内可见许多不同切面的小肠腺(small intestinal gland),肠腺体间有少量疏松结缔组织;黏膜肌层由内环形和外纵行两层薄层平滑肌组成。

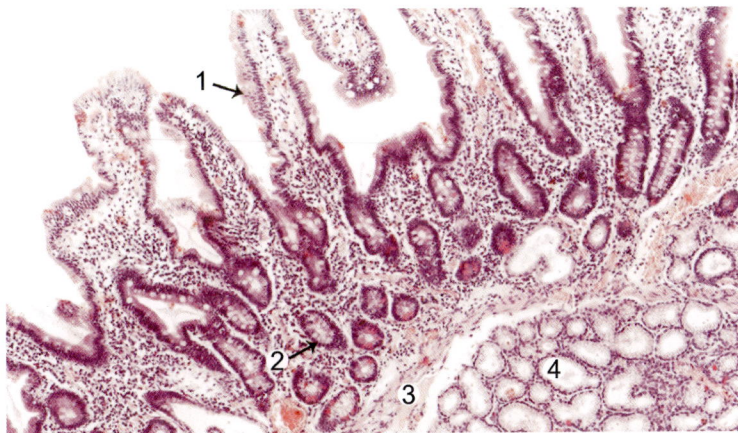

1—小肠绒毛;2—小肠腺;3—黏膜肌层;4—十二指肠腺

图 12-8　十二指肠(低倍)

(2) 黏膜下层:为疏松结缔组织,含有大量黏液性十二指肠腺(duodenal gland),呈圆形或椭圆形团块状,着色浅。

(3) 肌层:由内环形、外纵行两层平滑肌组成,平滑肌之间可见肌间神经丛。

(4) 外膜:为浆膜。

3. 高倍镜 重点观察黏膜和黏膜下层。

(1) 小肠绒毛:小肠绒毛游离面可见较窄的深红色、均质状条带,为纹状缘(图 12-9)。小肠绒毛表面被覆一层单层柱状上皮,由吸收细胞和杯状细胞组成。吸收细胞数量多,呈高柱状,细胞核呈椭圆形,位于基底部;杯状细胞数量少,位于吸收细胞之间。绒毛中轴的固有层内有走向与绒毛中轴一致的中央乳糜管(central lacteal),其周围有散在的平滑肌纤维和毛细血管。中央乳糜管管腔较大,内有淡粉红色物质,管壁薄,仅见一层内皮细胞。但多数乳糜管因管腔塌陷,在切片中不易区分。

(2) 黏膜下神经丛:在黏膜下层的结缔组织中,除了十二指肠腺外,有的标本中可见黏膜下神经丛(图 12-10)。

Note

1—吸收细胞；2—杯状细胞；3—小肠绒毛；4—中央乳糜管

图 12-9 小肠绒毛(高倍)

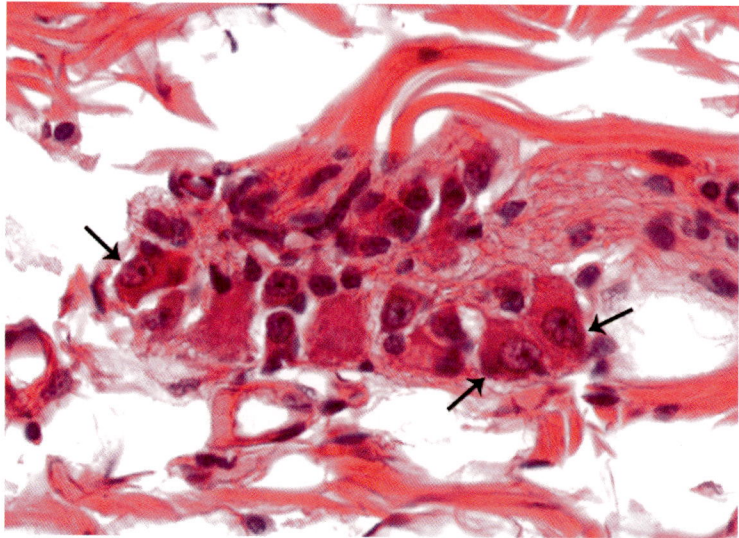

图 12-10 黏膜下神经丛(高倍)

箭头示神经元

(二) 空肠

材料与方法：人空肠，HE 染色。

1. 肉眼观 不规则的一面为肠腔面，凸起部分为环行皱襞。

2. 低倍镜 空肠的黏膜结构与十二指肠基本相同。腔面有几个较长的环行皱襞(plica)(图 12-11)，其表面分布有许多不同切面的小肠绒毛。固有层无或偶见孤立淋巴小结，黏膜下层无腺体，外膜为浆膜(图 12-12)。

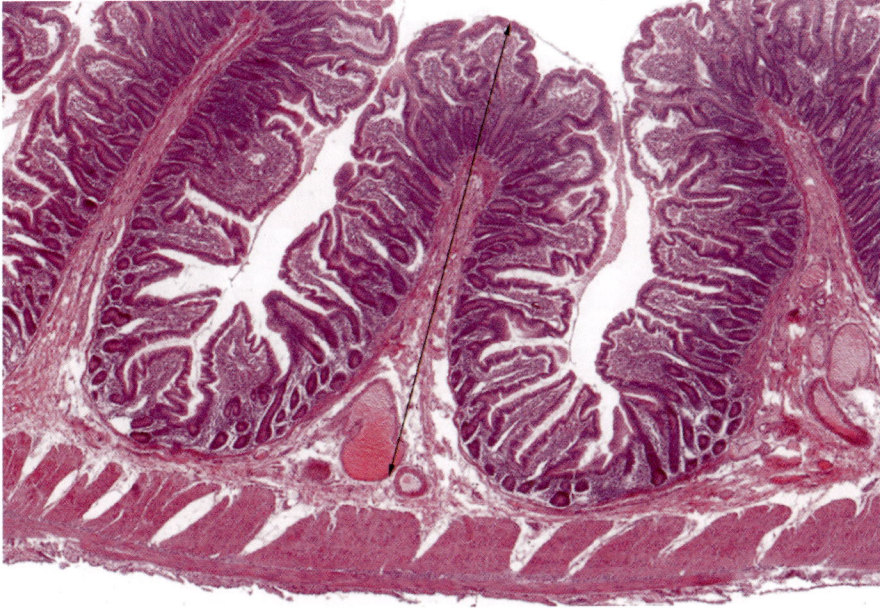

图 12-11　空肠皱襞（低倍）
双向箭头示皱襞

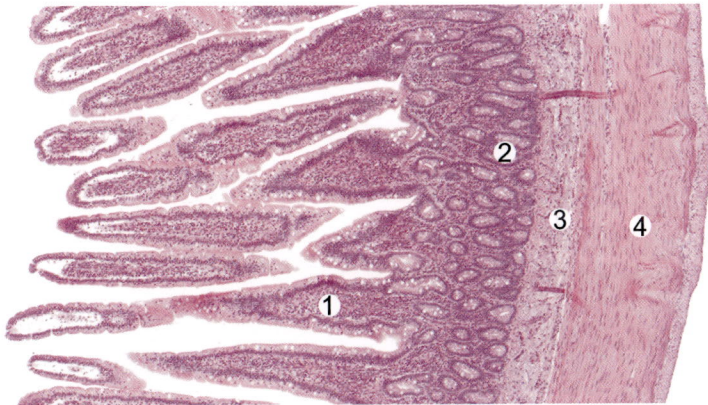

1—小肠绒毛；2—小肠腺；3—黏膜下层；4—肌层
图 12-12　空肠（低倍）

3. 高倍镜　重点观察小肠绒毛和小肠腺。小肠腺由单层柱状上皮围成，腺腔狭窄。除见有吸收细胞与杯状细胞外，还可见帕内特细胞（Paneth cell），该细胞常三五成群位于腺体的底部，细胞呈锥形，细胞核位于细胞基部，顶部胞质内充满粗大的嗜酸性颗粒，被染成鲜红色（图 12-13）。

（三）回肠

材料与方法：回肠，HE 染色。

1. 肉眼观　可见皱襞。

2. 低倍镜　回肠（ileum）小肠绒毛数量少，纵切面呈锥形，短而细，上皮中的杯状细胞多。固有层的淋巴组织较丰富，常见集合淋巴小结。有些淋巴小结可以穿过黏膜肌层抵达黏膜下层，有些淋巴小结凸向黏膜表面，呈圆顶状隆起，此处绒毛短而少或无绒毛（图 12-14）。

Note

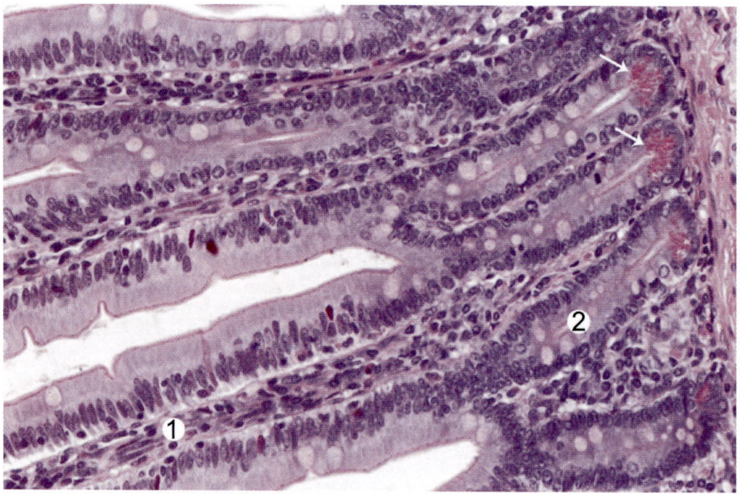

1—小肠绒毛；2—小肠腺

图 12-13　空肠黏膜（高倍）

箭头示帕内特细胞

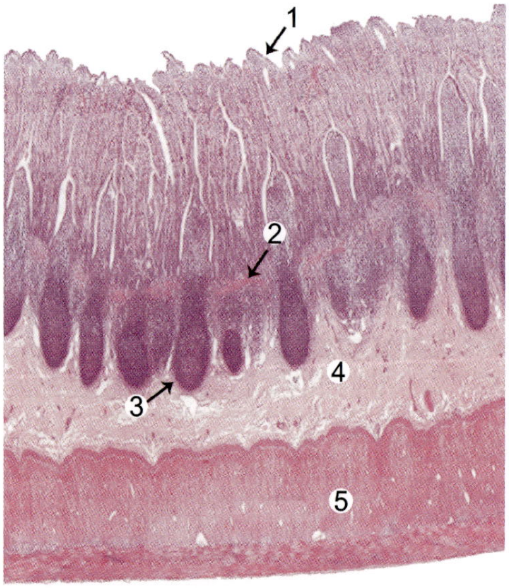

1—小肠绒毛；2—黏膜肌层；3—淋巴小结；4—黏膜下层；5—肌层

图 12-14　回肠（低倍）

五、结肠

材料与方法：人结肠（colon），HE 染色。

1. 肉眼观　标本具有显著的突起，为皱襞。切片一侧高低不平、着蓝紫色的为黏膜，中层染成淡红色的为黏膜下层，外层着红色的为肌层和外膜。

2. 低倍镜　结肠壁分为黏膜、黏膜下层、肌层和外膜四层，可见皱襞（图 12-15）。与小肠相比，结肠具有以下特点：黏膜面仅有皱襞而无绒毛，故表面平坦；固有层内大肠腺较密集，可见许多大肠腺的横切面或纵切面。大肠腺中杯状细胞的数量多，无帕内特细胞。此外，固有层内可见孤立淋巴小结。结肠肌层也分为内环形肌和外纵行肌两层，内环形肌阶段性增厚形成结肠袋；外纵行肌增厚形成结肠带，结肠带之间的纵行平滑肌较薄。外膜中有大量脂肪细胞处为肠脂垂。

Note

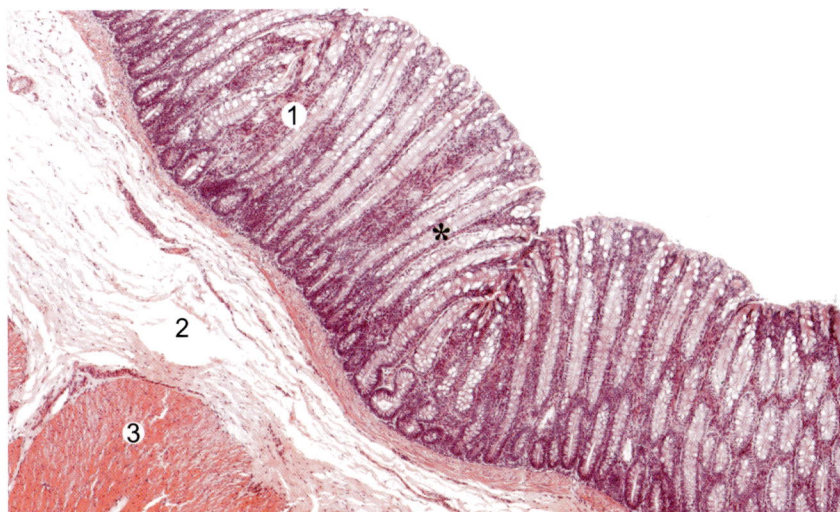

1—黏膜；2—黏膜下层；3—肌层

图 12-15 结肠(低倍)

星号示大肠腺

六、阑尾

材料与方法：人阑尾，HE 染色。

1. 肉眼观 管腔小，腔面不整齐的紫色层为黏膜，外面环绕的粉红色部分为黏膜下层、肌层、外膜。

2. 低倍镜 阑尾的黏膜结构类似结肠，但固有层内肠腺很少，可见许多紫蓝色团块围绕管腔，即淋巴小结(图 12-16)。后者很发达，有时侵入黏膜下层，以致黏膜肌层很不完整。黏膜下层含大量淋巴组织及脂肪细胞。肌层的内环形肌层较厚，外纵行肌层较薄，没有结肠带。外膜为浆膜。

3. 高倍镜 黏膜上皮及肠腺中的杯状细胞较少，黏膜肌层由于固有层及黏膜下层的淋巴组织较为发达以致断断续续很不完整。淋巴小结的生发中心及暗区、明区、小结帽都很明显。

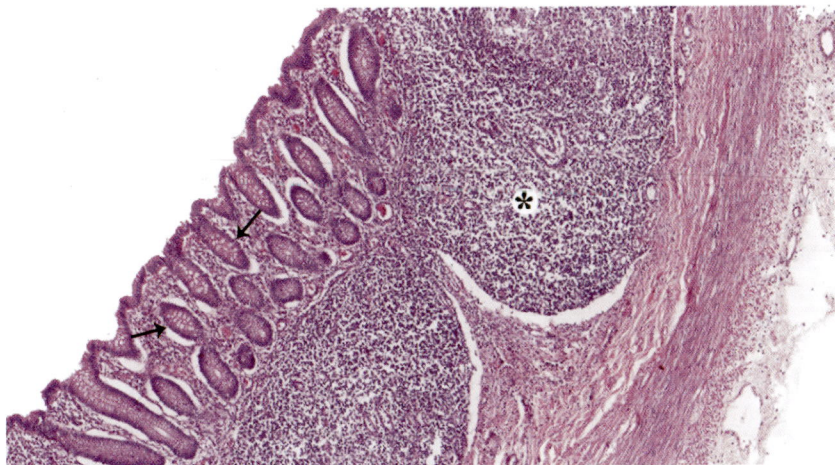

图 12-16 阑尾(低倍)

箭头示大肠腺；星号示淋巴小结

▶▶ 思考题

观察下图 A～C,思考其分别对应小肠的哪一段。

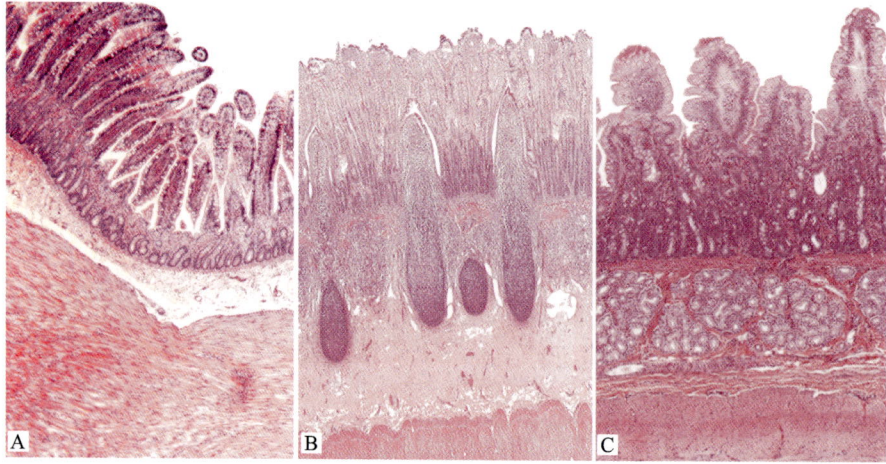

HE 染色(低倍)

▶▶ 知识链接

肠黏膜屏障。

(刘　方)

第十三章 消 化 腺

学 习 目 标

1. 素质目标

(1) 了解肝脏和胰腺常见疾病的发病率,进行爱护胰腺和肝脏的健康宣教。

(2) 关注肝癌和胰腺癌治疗策略的研究进展,激发科学研究的兴趣和提升护佑生命的职业素养。

2. 能力目标

(1) 鉴别浆液腺泡、黏液腺泡和混合腺泡。

(2) 辨析腮腺和胰腺外分泌部的异同点。

(3) 以绘图的方式准确描绘肝小叶在光镜下的形态结构特点。

3. 知识目标

(1) 掌握胰腺的结构与功能。

(2) 掌握肝小叶与门管区的结构,重点掌握肝细胞的结构特点。

(3) 了解唾液腺(腮腺、下颌下腺和舌下腺)的结构。

实 验 内 容

一、唾液腺

(一) 腮腺

材料与方法:人腮腺,HE 染色。

1. 肉眼观 实质性器官,组织呈紫蓝色。

2. 低倍镜 腮腺(parotid gland)实质表面覆有被膜,为薄层结缔组织。被膜深入腮腺实质,将腮腺分隔成许多小叶。小叶内可见许多浆液腺泡、导管、脂肪细胞。小叶之间的结缔组织内可见小叶间导管、血管及神经(图 13-1)。

3. 高倍镜

(1) 腺泡:由锥形的浆液腺细胞围成,核呈圆形,位于基底部。胞质染色较深,基底部呈嗜碱性,顶部胞质含嗜酸性酶原颗粒,呈紫红色。

(2) 闰管(intercalated duct):始于腺泡,是管腔细窄的小管。管壁由单层扁平上皮或单层立方上皮围成。

(3) 纹状管(striated duct):管径粗,管壁为单层高柱状上皮,核呈圆形,位于细胞中上部,胞质呈嗜酸性,细胞基部可见垂直纵纹。

(4) 小叶间导管:位于小叶间结缔组织内,管壁为单层柱状上皮或假复层柱状上皮。

1—浆液腺泡；2—闰管；3—纹状管；4—小叶间导管

图 13-1　腮腺（低倍）

（二）下颌下腺

材料与方法：人下颌下腺（submandibular gland），HE 染色。

1. 肉眼观　实质性器官，表面为薄层浅粉色的被膜，内部为间隔明显的紫蓝色小叶。

2. 低倍镜　下颌下腺的小叶内充满圆形或不规则形切面的腺泡。下颌下腺为混合腺，浆液腺泡较多，黏液腺泡和混合腺泡较少。在小叶间的结缔组织内有很多管腔较大的导管。小叶内腺泡之间，可见较多纹状管。闰管较短，切片中不易见到。

3. 高倍镜　辨别三种腺泡（图 13-2）。

（1）浆液腺泡：结构与腮腺内腺泡相同。

（2）黏液腺泡：由黏液腺细胞组成，细胞为锥形，胞质着色浅淡，呈空泡状，细胞核扁平，染色深，位于细胞底部。

（3）混合腺泡：由浆液腺细胞和黏液腺细胞两种混合组成。大部分混合腺泡主要由黏液腺细胞组成，少量浆液腺细胞位于腺泡一端，呈半月形结构，称浆半月。

（4）导管：上皮因导管的大小而异，小者多为立方形或柱状。大者多为高柱状，或为假复层柱状上皮。

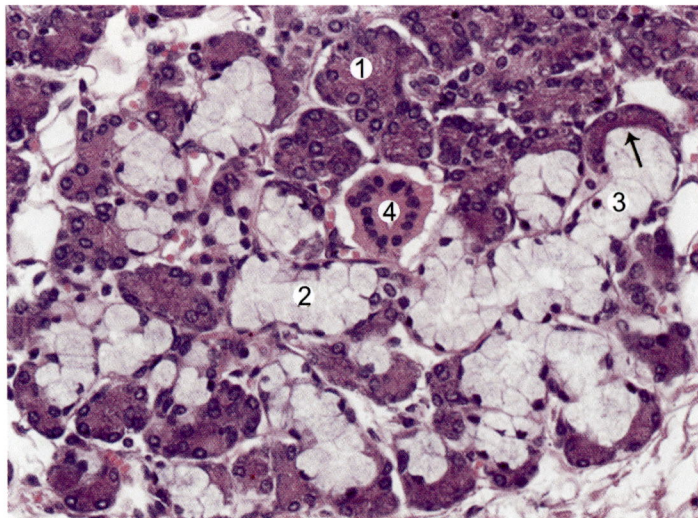

1—浆液腺泡；2—黏液腺泡；3—混合腺泡；4—纹状管

图 13-2　下颌下腺（高倍）

箭头示浆半月

（三）舌下腺

材料与方法：人舌下腺（sublingual gland），HE 染色。

1. 肉眼观 组织被染成紫蓝色。

2. 低倍镜 舌下腺为混合腺，以黏液腺泡为主。

3. 高倍镜 以黏液腺泡为主，也多见混合腺泡，浆液腺泡较少。无闰管，纹状管不明显（图 13-3）。

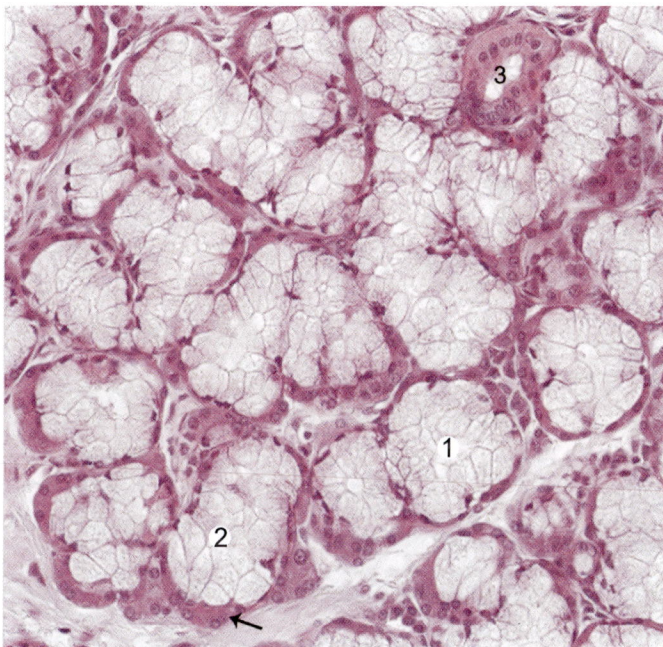

1—黏液腺泡；2—混合腺泡；3—纹状管

图 13-3　舌下腺（高倍）

箭头示浆半月

二、胰腺

材料与方法：人胰腺，HE 染色。

1. 肉眼观 组织被染成紫蓝色，可见大小不一、形状不规则的胰腺小叶。

2. 低倍镜 胰腺表面有薄层结缔组织构成的被膜（图 13-4A）。腺实质被结缔组织分隔成大小不等的小叶，小叶间结缔组织内有血管和导管。小叶内大部分染色较深，为外分泌部，外分泌部由腺泡和导管组成。内分泌部为分散其中的染色较浅、大小不一的细胞团，为胰岛（pancreatic islet）。

3. 高倍镜 观察胰腺外分泌部和内分泌部的结构特点（图 13-4B）。

（1）外分泌部。

①腺泡：浆液腺泡，腺细胞呈锥形，核位于基底部，圆形，基底部胞质嗜碱性较强，细胞顶部胞质内充满细小、红色的酶原颗粒。腺泡腔内可见泡心细胞，细胞界限不清，核扁圆形或圆形，着色较浅。

②导管：闰管位于腺泡之间，管壁由单层扁平或立方上皮组成。小叶内导管位于腺泡之间的结缔组织中，为单层立方上皮。小叶间导管位于小叶间的结缔组织内，管腔大，管壁为单层柱状上皮，腔内可见粉红色分泌物。

（2）内分泌部：胰岛散在分布于外分泌部的腺泡之间。胰岛中的细胞排列成索状或团状，细

Note

胞界限不清,核呈圆形或椭圆形,胞质染色浅。细胞团索之间的毛细血管常因管腔塌陷而不易辨认。HE 染色的切片不能区分胰岛内细胞种类。

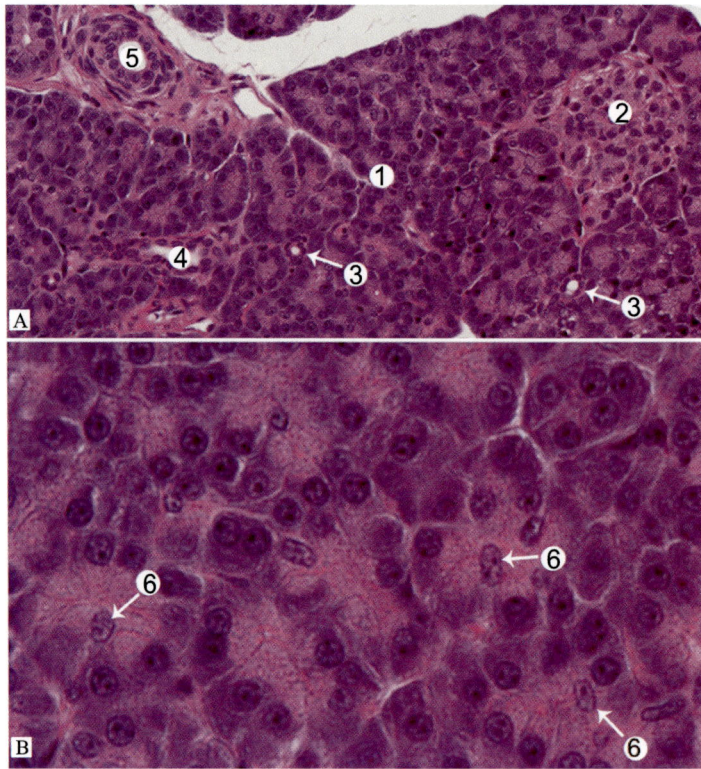

1—外分泌部；2—胰岛；3—闰管；4—小叶内导管；5—小叶间导管；6—泡心细胞

图 13-4　胰腺

A. 低倍；B. 高倍

三、肝

材料与方法:人或猪肝(liver),HE 染色。

1. 肉眼观　标本呈紫红色,可见散在的腔隙,为血管腔的切面。

2. 低倍镜

(1) 被膜:肝表面由致密结缔组织构成,除肝下面各沟、窝处以及右叶上面后部为纤维膜外,其余表面有间皮。

(2) 肝小叶(hepatic lobule):为多边形,中央有一条中央静脉,可见其横切面,偶可见斜切面。人肝的小叶间结缔组织较少,肝小叶界限不清。根据中央静脉(central vein)及周围的门管区位置,可大致识别肝小叶区域(图 13-5)。猪肝的小叶间结缔组织较多,分界明显(图 13-6)。重点观察猪肝的肝小叶。肝板为立体结构,在切片标本上,肝细胞组成的红色条索状结构,以中央静脉为中心,向周围呈放射状排列。肝血窦位于肝板之间,形状大小不定,多为较窄的小腔,可见某些血窦与中央静脉连通。

(3) 门管区(portal area):在小叶间结缔组织较多处,可见小叶间动脉、小叶间静脉和小叶间胆管。

(4) 小叶下静脉(sublobular vein):在肝小叶一侧的结缔组织内,可见单独走行、较大的小静脉,其旁并无动脉和胆管伴行(图 13-6)。

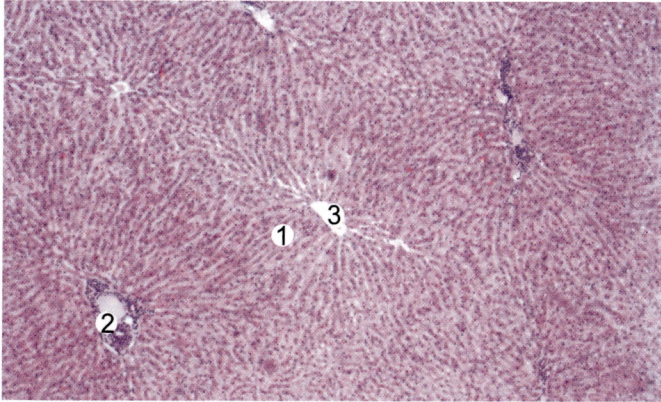

1—肝小叶；2—门管区；3—中央静脉

图 13-5 人肝(低倍)

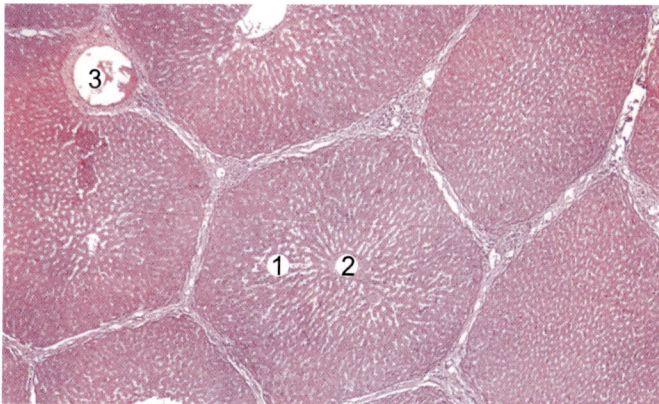

1—肝小叶；2—中央静脉；3—小叶下静脉

图 13-6 猪肝(低倍)

3. 高倍镜

（1）肝小叶:仔细观察以下结构(图 13-7)。

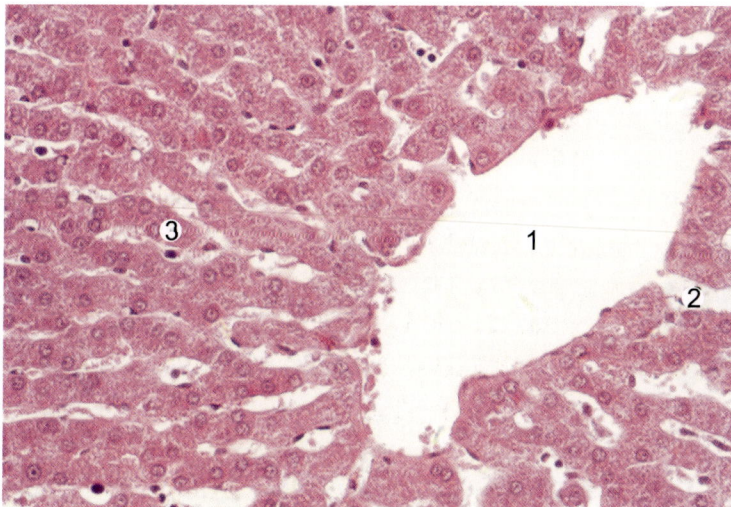

1—中央静脉；2—肝血窦；3—肝细胞

图 13-7 猪肝肝小叶(高倍)

①中央静脉:管壁薄,可见扁平的内皮细胞核及少量结缔组织,中央静脉管壁因有肝血窦的

开口而不完整。

②肝索(hepatic cord):由肝细胞(hepatocyte)排列形成,肝细胞为多边形,核较大而圆,位于细胞中央,有时可见双核;胞质呈嗜酸性,尤其是肝小叶边缘的肝细胞嗜酸性较强,中央静脉周围的肝细胞嗜酸性较弱。

③肝血窦(hepatic sinusoid):位于肝索之间,管腔形状不规则。窦壁内皮细胞核扁、着色较深。窦腔内可见血细胞和肝巨噬细胞(Kupffer 细胞),后者体积大,形状不规则,核圆形或椭圆形,胞质呈嗜酸性。

(2)门管区:区分下列三种管道(图 13-8)。

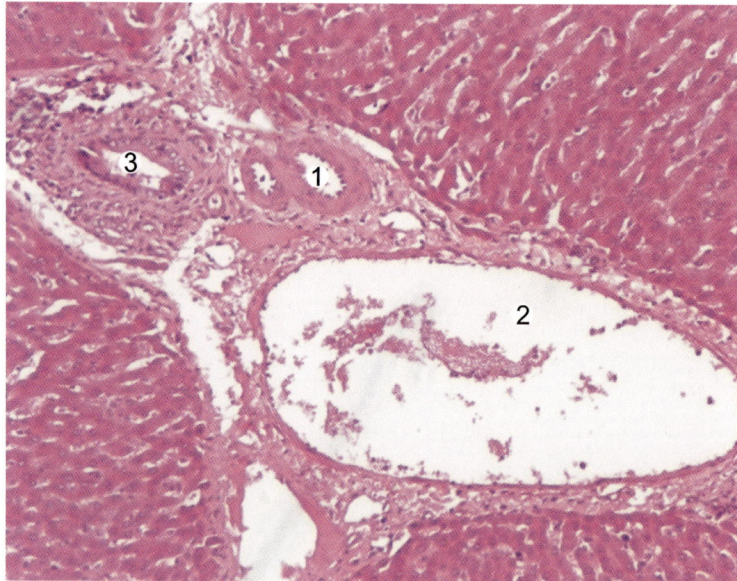

1—小叶间动脉;2—小叶间静脉;3—小叶间胆管

图 13-8　猪肝门管区(高倍)

①小叶间动脉(interlobular artery):管腔较小而圆,壁厚,具有少量环形平滑肌。

②小叶间静脉(interlobular vein):管腔大而不规则,壁薄。

③小叶间胆管(interlobular bile duct):管腔小,管壁由单层立方上皮围成。

四、肝巨噬细胞

材料与方法:大鼠肝脏,台盼蓝活体注射,核固红染色。

1. 肉眼观　标本呈浅粉红色。

2. 低倍镜　可识别肝小叶结构。肝细胞核被核固红染成红色。肝血窦中可见体积较大、形态不规则的肝巨噬细胞(hepatic macrophage),胞质呈蓝色,细胞核呈红色。

3. 高倍镜　肝巨噬细胞胞质内含有大量蓝色颗粒,为活体注射的台盼蓝染料被肝巨噬细胞吞噬后形成(图 13-9)。

五、胆小管

材料与方法:狗肝脏,浸银法。

1. 肉眼观　标本呈浅棕色。

2. 低倍镜　可见肝小叶内的结构:中央静脉、肝索和肝血窦。肝索呈浅黄色,其内可见黑色或棕色的网状结构,为胆小管(bile canaliculus)(图 13-10)。

3. 高倍镜　胆小管位于肝细胞之间,呈细线状,相互连接成网。

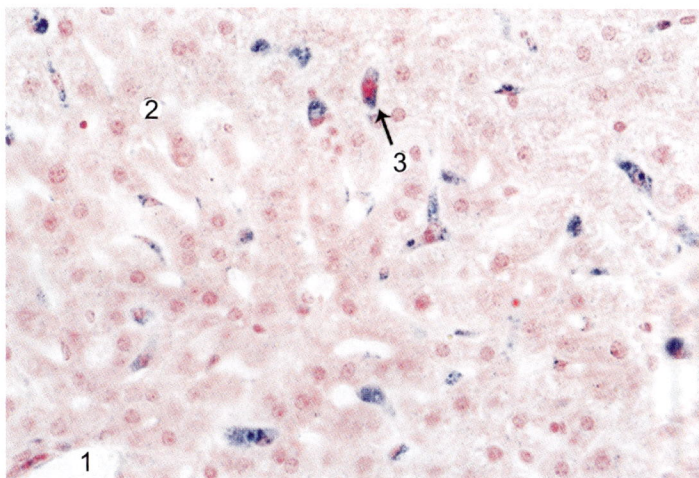

1—中央静脉；2—肝索；3—肝巨噬细胞

图 13-9　肝巨噬细胞(高倍)

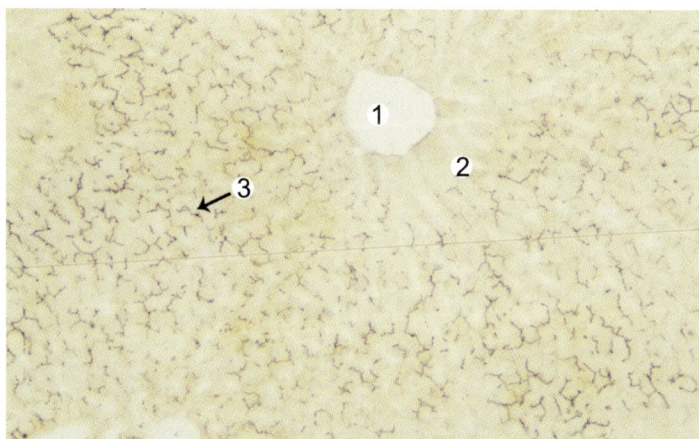

1—中央静脉；2—肝索；3—胆小管

图 13-10　胆小管(低倍)

▶▶ 思考题

1. 观察下图,写出 1 和 2 的结构名称,以及箭头所示的细胞。

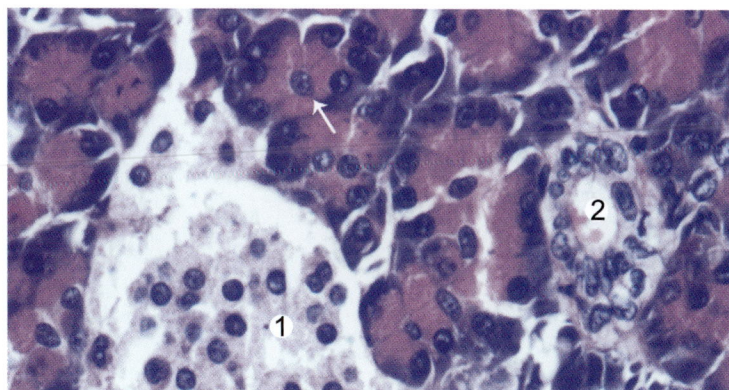

HE 染色(高倍)

思考题解析

Note

2. 观察下图,写出 1~3 的结构名称。

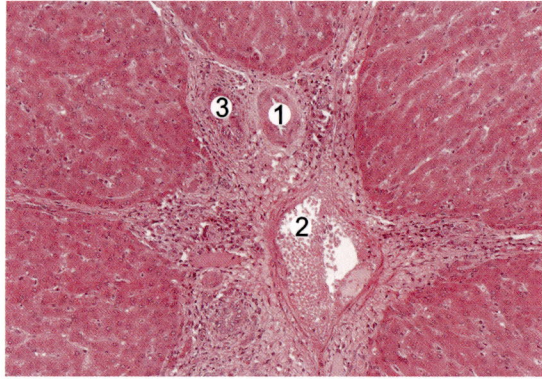

HE 染色(低倍)

▶▶ 知识链接

（1）糖尿病的饮食管理。

（2）肝癌转化治疗。

(邢安凤)

第十四章　呼　吸　系　统

学习目标

1. **素质目标**　了解吸烟对呼吸系统的损伤,建立大健康理念,普及健康生活方式。
2. **能力目标**　熟练辨认肺泡和各级支气管。
3. **知识目标**
(1) 了解鼻嗅部黏膜光镜下的结构特点。
(2) 掌握气管的结构特点和功能。
(3) 掌握肺内各级支气管的结构特点及肺泡上皮细胞的功能。

实验内容

一、鼻嗅部

材料与方法:人鼻中隔,HE 染色。

1. **肉眼观**　鼻腔纵切面,可见鼻中隔以及鼻甲。

2. **低倍镜**　鼻腔中轴的条索样结构为鼻中隔,其中央部分为透明软骨,表面为黏膜,由上皮和固有层构成。鼻中隔上部两侧、上鼻甲以及鼻腔顶端黏膜上皮为假复层柱状上皮,即嗅上皮,包括嗅细胞、支持细胞及基细胞;黏膜固有层内的浆液性腺体为嗅腺。鼻腔其他部位黏膜上皮为呼吸上皮,是假复层纤毛柱状上皮,固有层内的混合腺为鼻腺。

3. **高倍镜**　重点观察嗅部黏膜(图 14-1)。

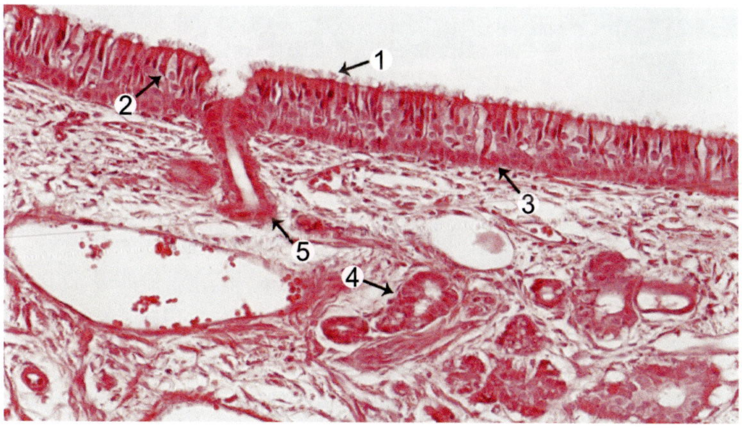

1—嗅毛;2—嗅细胞;3—基细胞;4—嗅腺;5—嗅腺导管

图 14-1　鼻黏膜(高倍)

（1）上皮：由三种细胞构成，因细胞轮廓不清，仅能以细胞核位置及形态特点辨认。

①嗅细胞：夹在支持细胞之间，为双极神经元，呈梭形，细胞核呈圆形，染色较浅，多位于上皮中层，细胞顶部有较长的嗅毛。

②支持细胞：数量较多，呈高柱状，细胞核呈卵圆形，染色较深，多位于上皮浅层。

③基细胞：呈圆形或锥形，染色较深，位于上皮深部。

（2）固有层：富含血管的薄层结缔组织，其中可见大量浆液性嗅腺，有的腺细胞胞质内有棕黄色颗粒，腺导管开口于上皮表面。

二、喉

材料与方法：猫喉，HE 染色。

1. 肉眼观 标本为冠状切面的半边喉壁，一侧可见一凹陷，此处为喉室，凸起的部分为室襞和声襞。

2. 低倍镜 喉侧壁凹凸不平的一侧为喉黏膜，凹陷处为喉室。黏膜凸起形成皱襞，分别为室襞和声襞。声襞即声带，染色较浅（图 14-2A）。

3. 高倍镜 分辨室襞和声襞。

（1）室襞：室襞与喉室的黏膜及黏膜下层结构相似。上皮为假复层纤毛柱状上皮，夹有杯状细胞，其固有层为细密结缔组织，黏膜下层为疏松结缔组织，含有较多混合腺和淋巴组织（图 14-2B）。

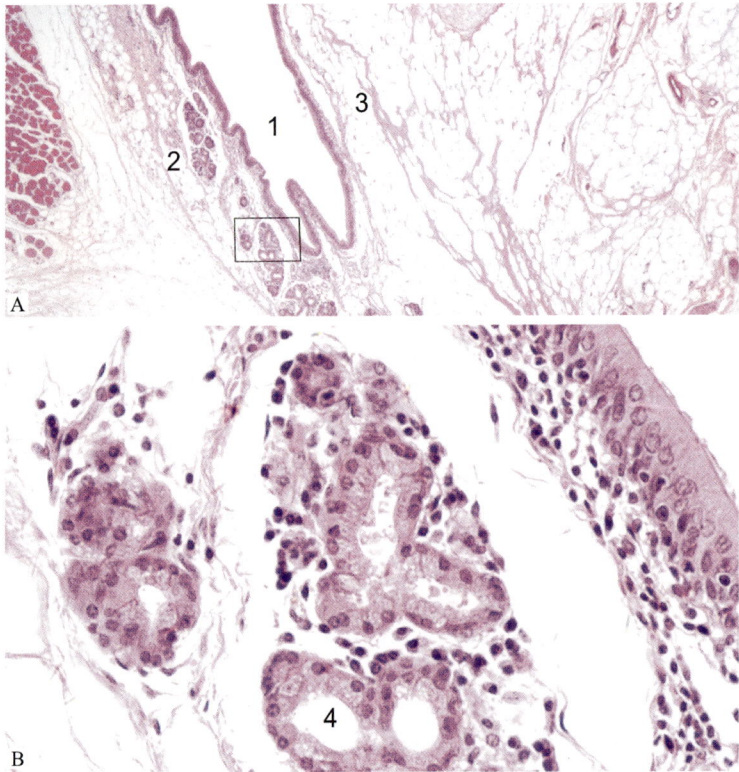

1—喉室；2—室襞；3—声襞；4—混合腺

图 14-2 喉

A. 低倍；B. 高倍

（2）声襞：即声带，分为膜部和软骨部。其膜部为声襞的游离缘，较薄；软骨部为声襞的基部。膜部上皮为复层扁平上皮，固有层较厚，其浅层疏松，深层为致密结缔组织，内含大量弹性纤维。固有层中不含腺体，血管也较少。固有层下方的骨骼肌构成声带肌。声带软骨部的黏膜表面衬有假复层纤毛柱状上皮，黏膜下层含有混合腺，外膜中有软骨和骨骼肌。

Note

三、气管

材料与方法：猫气管，HE 染色。

1. 肉眼观 气管是中空性器官，呈环状或弧形，凹面为气管腔面，管壁内紫蓝色的部分为"C"形透明软骨环，连接两侧软骨的粉红色结构为气管后壁的膜部。

2. 低倍镜 气管（trachea）管壁由内向外依次为黏膜、黏膜下层和外膜。黏膜包括上皮和固有层。黏膜下层位于固有层深部，为疏松结缔组织，内含较多气管腺（tracheal gland），为混合性气管腺。最外层为外膜，由透明软骨和结缔组织构成。软骨环缺口处为气管膜部，此处管壁的黏膜下层与外膜分界不清，结缔组织中可见平滑肌束、弹性纤维和较多气管腺（图 14-3）。

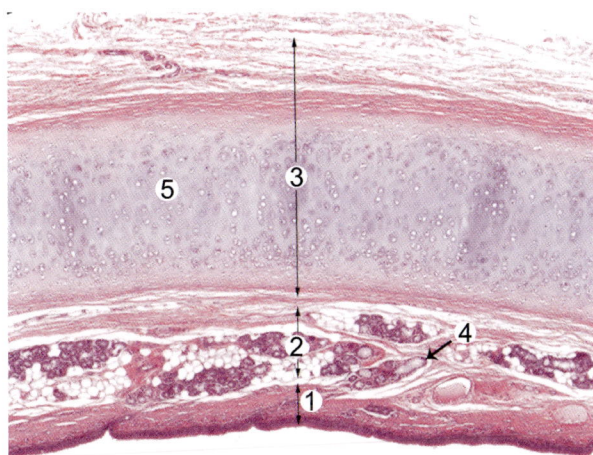

1—黏膜；2—黏膜下层；3—外膜；4—气管腺；5—透明软骨

图 14-3　气管（低倍）

3. 高倍镜 重点观察黏膜和黏膜下层（图 14-4）。

（1）黏膜：由上皮和固有层构成。

①上皮：假复层纤毛柱状上皮，上皮与固有层之间可见明显的粉红色基膜。纤毛细胞胞体呈柱状，核呈椭圆形，位于上皮浅层，其游离面可见排列规则的纤毛。纤毛细胞间夹有较多的杯状细胞，杯状细胞顶部胞质呈空泡状，核呈倒置的三角形，位于细胞基底部。

②固有层：位于基膜下方，由薄层细密结缔组织构成，含有较多的弹性纤维、胶原纤维、气管腺导管、血管、神经和淋巴组织。

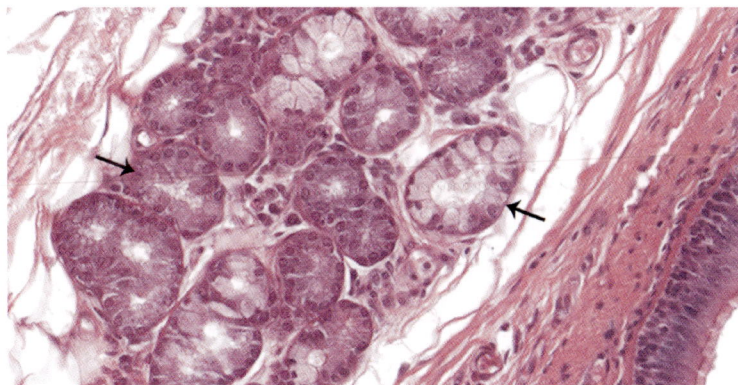

图 14-4　气管（高倍）

箭头示气管腺

（2）黏膜下层：由疏松结缔组织构成，与固有层和外膜之间无明显分界。含有混合性气管腺和腺导管，此外，还有血管、神经和淋巴组织。

四、肺

材料与方法：人肺，HE 染色。

1. 肉眼观 组织结构疏松，呈网眼状，局部可见大小不等的泡状空腔隙。

2. 低倍镜 切片一侧表面可见光滑的浆膜，为胸膜脏层。肺(lung)实质由支气管树和间质构成，其内可见大量空泡状结构，为肺泡。支气管树分为导气部和呼吸部，有肺泡开口的为呼吸部，无肺泡开口的为导气部。

（1）导气部：包括叶支气管、段支气管、小支气管、细支气管和终末细支气管。切片中管腔较大的支气管通常为小支气管。

①小支气管(small bronchus)：管径较大，管壁由黏膜、黏膜下层和外膜构成，三层结构分界不明显(图 14-5)。黏膜表面被覆假复层纤毛柱状上皮，上皮内夹有少量杯状细胞。固有层薄，有散在的环形平滑肌束。黏膜下层由结缔组织构成，与固有层无明显分界，可见少量成团分布的混合腺。外膜与黏膜下层没有明显的分界，由大小不等的透明软骨片和结缔组织构成。其中可见小血管，为支气管动、静脉的分支。

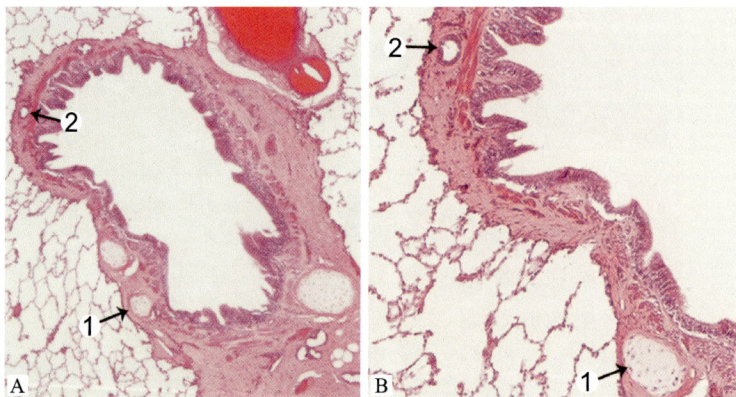

1—透明软骨片；2—气管腺

图 14-5 小支气管

A. 4 倍物镜；B. 10 倍物镜

②细支气管(bronchiole)：小支气管的分支，管腔较小，管壁较薄，分层不明显，有的细支气管腔内可见高低不平的黏膜皱襞。黏膜上皮从假复层纤毛柱状上皮逐渐变为单层纤毛柱状上皮；上皮内杯状细胞，黏膜下层的混合腺以及外膜的透明软骨片很少乃至消失，而管壁中环形平滑肌相对增多(图 14-6)。

③终末细支气管(terminal bronchiole)：管腔更小，上皮为单层柱状上皮。杯状细胞、混合腺及透明软骨片完全消失，平滑肌形成较完整的环形，黏膜皱襞更加明显。上皮包括纤毛细胞和无纤毛的克拉拉(Clara)细胞，细胞游离面呈圆顶状突向管腔，胞质染色浅(图 14-7A)。

（2）呼吸部：包括呼吸性细支气管、肺泡管、肺泡囊和肺泡。

①呼吸性细支气管(respiratory bronchiole)：管壁已有少量肺泡开口，故管壁不完整，管腔不规则。管壁被覆单层柱状或单层立方上皮，上皮下方有少量结缔组织和环形平滑肌纤维，在肺泡开口处，单层立方上皮移行为单层扁平上皮(图 14-7B)。

②肺泡管(alveolar duct)：管壁有大量肺泡开口，故自身管壁结构很少，相邻肺泡开口处在镜

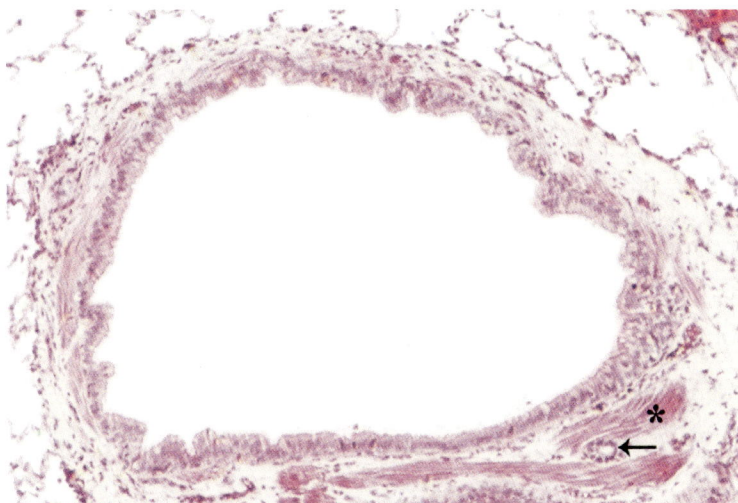

图 14-6 细支气管(低倍)

箭头示气管腺;星号示平滑肌

图 14-7 终末细支气管和呼吸性细支气管(低倍)

A.终末细支气管;B.呼吸性细支气管

下呈结节状膨大(残留的管壁),表面覆有单层立方上皮或扁平上皮,上皮下有弹性纤维和环形平滑肌(图 14-8A)。

③肺泡囊(alveolar sac):许多肺泡的共同开口处,为肺泡管的延续部分,相邻肺泡开口处无结节状膨大,注意这是与肺泡管相区别的关键形态特点(图 14-8B)。

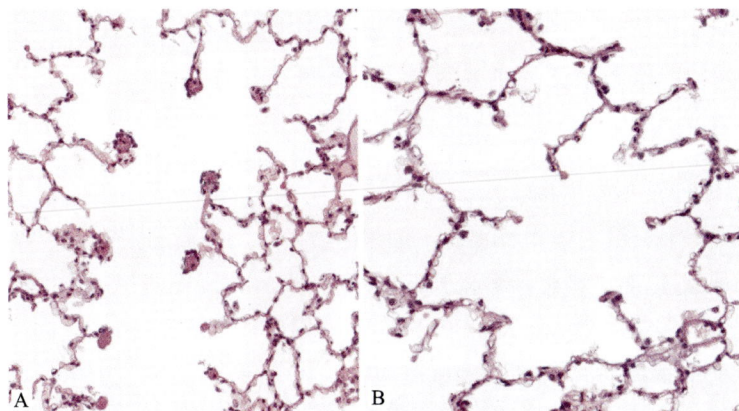

图 14-8 肺泡管和肺泡囊(低倍)

A.肺泡管;B.肺泡囊

Note

④肺泡(pulmonary alveolus):呈半球形囊状结构,开口于呼吸性细支气管、肺泡管、肺泡囊。相邻肺泡之间的薄层结缔组织为肺泡隔。转至高倍镜进一步观察肺泡上皮和肺泡隔。

3. 高倍镜 重点观察肺泡上皮(图 14-9)。

(1)肺泡上皮:包括Ⅰ型肺泡细胞(type Ⅰ alveolar cell)和Ⅱ型肺泡细胞(type Ⅱ alveolar cell)。Ⅰ型肺泡细胞呈扁平状,覆盖肺泡的大部分表面,其细胞核所在部位略厚。Ⅱ型肺泡细胞较多,覆盖面积小于Ⅰ型肺泡细胞。Ⅱ型肺泡细胞呈立方形或圆形,散在凸起于Ⅰ型肺泡细胞之间,胞质染色浅。

(2)肺泡隔:位于相邻肺泡上皮之间,其内有大量毛细血管和弹性纤维。此外,在肺泡隔(alveolar septum)或肺泡腔内可见肺巨噬细胞(pulmonary macrophage)。因肺巨噬细胞吞噬灰尘颗粒,故又称尘细胞(dust cell),可单个存在,也可聚集成群。高倍镜下,尘细胞体积较大,呈椭圆形或不规则形,胞质内含有褐色或黑色的颗粒。

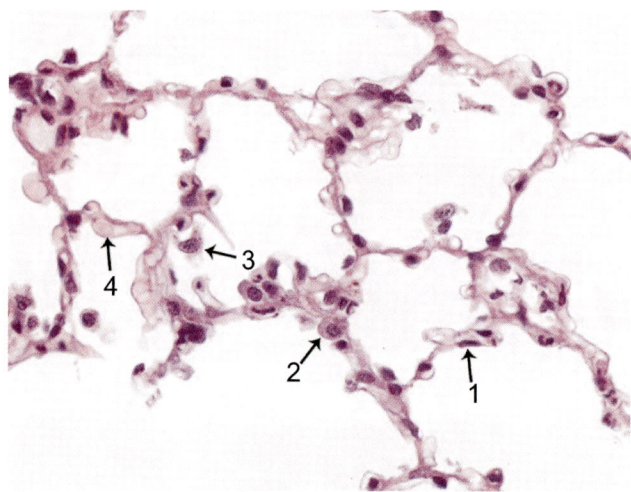

1—Ⅰ型肺泡细胞;2—Ⅱ型肺泡细胞;3—肺巨噬细胞;4—毛细血管

图 14-9 肺泡(高倍)

▶▶ 思考题

案例:有一张肺组织 HE 染色切片,光镜下可见支气管壁上有少量肺泡开口,管壁上方为单层立方上皮,有克拉拉细胞和少量纤毛细胞,上皮下有少量环形平滑肌纤维。在肺泡开口处,单层立方上皮移行为单层扁平上皮。随着管壁的延长,管壁结构越来越不明显,直到末端出现大小不等、形态不规则的囊状结构。

思考:(1)根据以上描述,所见到的是肺组织中的哪些结构?

(2)结合所学知识,简述上述部分组成结构的特点。

▶▶ 知识链接

(1)纤毛细胞与痰。

(2)识别肺切片中细支气管和终末细支气管。

(3)支气管哮喘的发病机制。

(4)肺泡具有弹性和维持结构稳定的原因。

(5)肺气肿形成的组织学基础。

思考题解析

知识链接

(关 雪)

第十五章　泌尿系统

1. 素质目标

(1) 了解常见肾脏疾病的发病机制,强化理论联系临床的意识。

(2) 理解滤过屏障的空间构象,培养从二维图像重构三维结构的空间想象力。

2. 能力目标

(1) 熟练辨认肾单位和集合管的光镜结构。

(2) 绘制高倍镜下肾小球的形态结构图。

3. 知识目标

(1) 掌握肾小体、肾小管、集合小管的光镜结构。

(2) 辨析近端小管和远端小管结构异同。

(3) 掌握滤过屏障的超微结构。

(4) 了解膀胱、输尿管的光镜结构。

一、肾脏

材料与方法:兔肾脏,HE 染色。

1. 肉眼观　标本为肾的纵切面,呈楔形。表层深红色部分是肾皮质,深部颜色较浅部分是肾髓质。

2. 低倍镜　肾表面可见一层致密结缔组织薄膜,即被膜。被膜下是皮质,深部为髓质。

(1) 皮质:被膜下方着色深的是皮质,包括皮质迷路(cortical labyrinth)和髓放线(medullary ray)两部分。皮质迷路内有许多散在分布的圆球状结构,为肾小体(renal corpuscle),肾小体周围有许多不同切面的肾小管。在皮质迷路内可见小叶间动、静脉。皮质迷路之间的一些纵行排列的肾小管和集合小管构成髓放线(图 15-1)。

(2) 髓质:皮质深部的髓质着色浅,无肾小体,可见许多大小不等的小管切面,主要为集合小管和细段。

3. 高倍镜

(1) 皮质迷路:重点辨认肾小体、近曲小管、远曲小管和致密斑(图 15-2)。

①肾小体:由血管球(glomerulus)和肾小囊(renal capsule)两部分组成。血管球是肾小囊中的一团蟠曲的毛细血管。镜下可见大量毛细血管切面以及一些蓝色细胞核,这些蓝色细胞核包括毛细血管内皮细胞核、球内系膜细胞核及贴在血管球表面上的肾小囊脏层足细胞核,但难以区

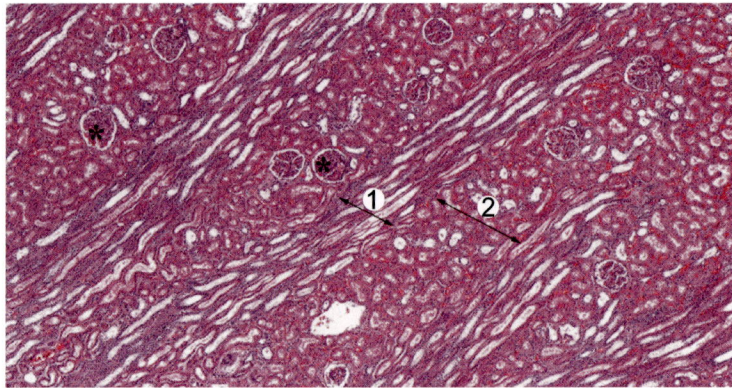

1—髓放线；2—皮质迷路

图15-1 肾皮质(低倍)

星号示肾小体

1—血管球；2—肾小囊腔；3—近曲小管；4—远曲小管；5—致密斑

图15-2 肾皮质迷路(高倍)

分。肾小囊为双层囊,壁层是一层单层扁平上皮,胞核呈扁卵圆形并突向腔面;脏层由高度特化的足细胞构成,包在血管球毛细血管表面。肾小囊脏层与壁层之间较窄的腔隙为肾小囊腔。

②近曲小管(proximal convoluted tubule):多分布在肾小体周围,数量较多。管腔小而不规则,管壁较厚,由锥形上皮细胞构成。细胞界限不清,胞质呈深红色,胞核圆且位于细胞基底部,胞核间距疏密不等;上皮细胞游离面有刷状缘,细胞基底部有纵纹。

③远曲小管(distal convoluted tubule):管腔大而平整,管壁比近曲小管薄。管壁上皮无刷状缘,由立方上皮细胞构成。胞质着色比近曲小管浅,胞核圆且位于细胞中央,胞核间距较规则。

④球旁复合体(juxtaglomerular complex):位于肾小体血管极处,包括致密斑(macula densa)、球外系膜细胞和球旁细胞。有的肾小体血管极处可见远端小管壁部分上皮细胞呈高柱状,紧密排列形成致密斑。细胞界限不清,胞核染色较深。致密斑与肾小体之间可见球外系膜细胞。球旁细胞为入球微动脉管壁平滑肌细胞特化成的上皮样细胞,体积大,胞核大而圆,胞质呈弱嗜碱性。制作切片时较少切到,因而不易找到。

(2) 髓放线:可见近直小管(proximal straight tubule)和远直小管(distal straight tubule)的纵切面或斜切面,两者鉴别要点与曲部相似。此外,可见直集合管纵切面或斜切面,其管腔较大。集合管(collecting duct)管壁细胞为单层立方或柱状上皮细胞,胞质清亮、染色浅,细胞界限清楚;胞核居中,深蓝色,呈圆形(图15-3)。

Note

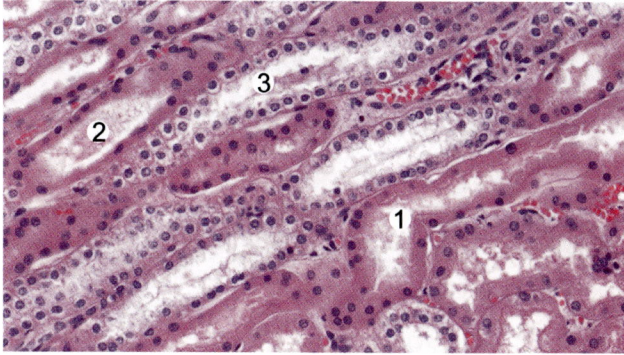

1—近直小管；2—远直小管；3—直集合管

图 15-3　肾髓放线（高倍）

（3）髓质：重点观察细段、直集合管和乳头管。

①细段（thin segment）易与毛细血管相混淆，管腔较小，由单层扁平上皮围成。含核部位较厚，胞核呈卵圆形并突向腔面，胞质着色较浅，无刷状缘（图 15-4）。

②髓质内可见较多集合管，包括直集合管和乳头管。直集合管壁由立方或高柱状上皮构成（图 15-4）；乳头管位于肾锥体乳头部，管壁由单层高柱状上皮构成（图 15-5）。集合管壁细胞界限很明显，胞质清亮而着色淡，核圆形，位于中央或靠近基底部，着色较深。

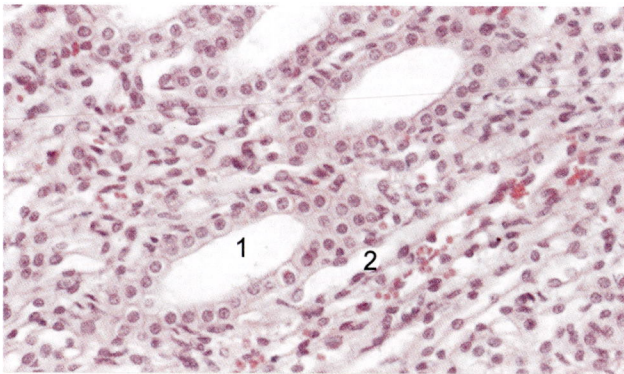

1—直集合管；2—细段

图 15-4　肾髓质（一）（高倍）

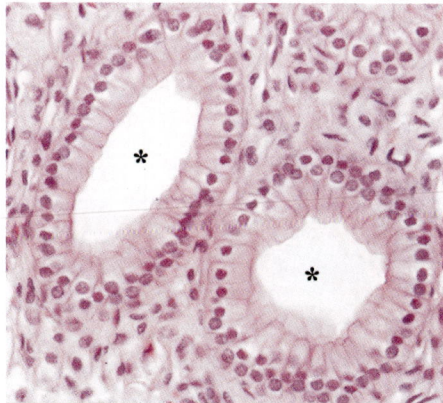

图 15-5　肾髓质（二）（高倍）

星号示乳头管

二、膀胱

材料与方法:兔膀胱,HE 染色。

1. 肉眼观 标本起伏不平的一侧为腔面,凹凸不平的一侧为黏膜面,黏膜突入腔面形成许多皱襞。

2. 低倍镜 膀胱(bladder)黏膜形成许多皱襞,膀胱充盈时,皱襞减少或消失。图 15-6 显示的为收缩状态(空虚状态)的膀胱壁。膀胱腔不规则,膀胱壁由内向外分为黏膜、肌层和外膜三层。

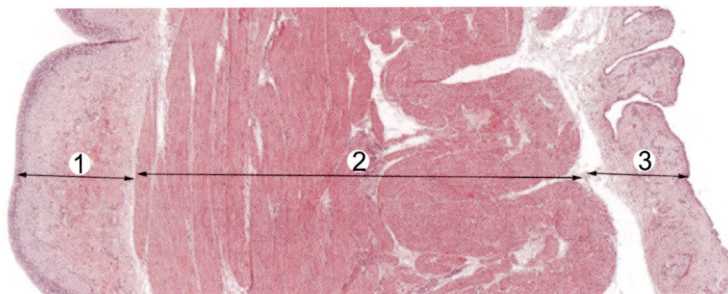

1—黏膜;2—肌层;3—外膜

图 15-6 膀胱(低倍)

3. 高倍镜

(1)黏膜:黏膜上皮为变移上皮,其细胞形态及层次的多少随膀胱的充盈程度而变化。空虚状态时,表层细胞胞体大,核圆,可见双核,胞质呈淡红色。一个表层细胞可覆盖数个深层细胞,称为盖细胞。中间细胞为多边形或倒梨形,底层细胞呈矮柱状或立方状。上皮深部为固有层,固有层为较细密的结缔组织,含有胶原纤维和弹性纤维,有丰富的血管。

(2)肌层:较厚,黏膜深处有许多不同切面的平滑肌束,肌束间有较多的疏松结缔组织。

(3)外膜:肌层外有薄层疏松结缔组织,仅膀胱顶部为浆膜。

三、输尿管

材料与方法:人输尿管,HE 染色。

1. 肉眼观 标本为中空的管道结构,腔面起伏不平,为黏膜面,黏膜突入管腔形成许多皱襞。

2. 低倍镜 标本为输尿管(ureter)的横切面,腔小,腔面不规则。管壁较厚,分为黏膜、肌层和外膜。黏膜突向管腔形成皱襞(图 15-7)。

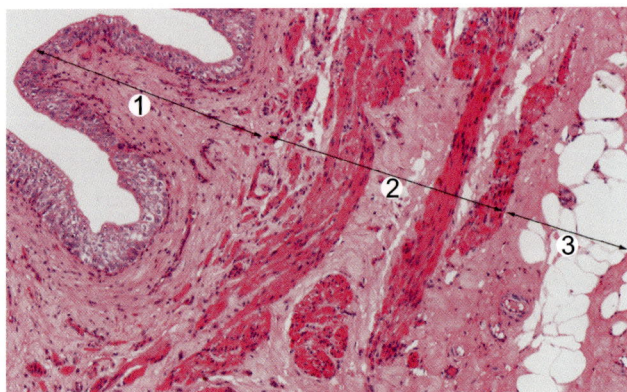

1—黏膜;2—肌层;3—外膜

图 15-7 输尿管(低倍)

3. 高倍镜 黏膜由上皮和固有层构成。上皮为变移上皮,固有层为结缔组织。肌层较厚,为平滑肌。输尿管上 2/3 段的肌层由两层平滑肌构成,内层为纵行,外层为环形;下 1/3 段的肌层较厚,由内纵行、中环形和外纵行的平滑肌构成。外膜为疏松结缔组织。

▶▶ 思考题

观察下图,写出 1～5 的结构名称,以及结构 4 和结构 5 的共同点与不同点。

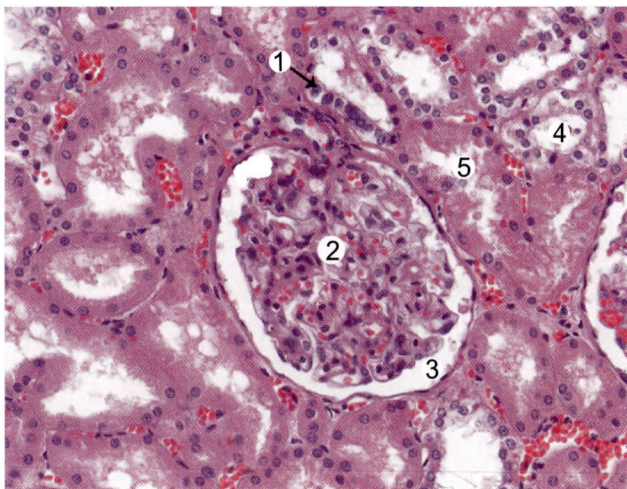

HE 染色(高倍)

思考题解析

▶▶ 知识链接

(1) 蛋白尿。
(2) 尿崩症。

知识链接

(魏俊伟)

Note

第十六章 眼 和 耳

学习目标

1. 素质目标

(1) 辨析眼球标本制作中形成的人工假象,培养质疑与探究的科学素养。

(2) 了解虹膜识别技术的应用,培养跨学科视野。

(3) 了解人工耳蜗的工作原理,树立以患者为中心的服务意识。

2. 能力目标

(1) 辨认眼球壁的三层结构,并准确绘图。

(2) 辨认膜蜗管的管壁结构和螺旋器。

3. 知识目标

(1) 掌握眼球壁的基本结构。

(2) 掌握角膜、虹膜、睫状体和视网膜的组织结构。

(3) 掌握螺旋器的基本结构。

(4) 了解内耳的形态结构。

实验内容

一、眼球

材料与方法:人眼球,HE 染色。

1. 肉眼观 眼球由眼球壁和眼球内容物两部分构成。眼球壁前部稍凸起为角膜,其后空白区域为前房;椭圆形嗜酸性结构为晶状体,前方为虹膜。有的标本后部可见视神经。

2. 低倍镜 自前向后、由外向内辨认眼球壁的三层结构(图 16-1)。

(1) 纤维膜(fibrous tunic):位于眼球壁最外层,染成红色,前部约 1/6 是角膜,后部约 5/6 为巩膜。两者移行处为角膜缘,内侧与前房角毗邻。

(2) 血管膜(vascular tunic):血管膜位于纤维膜内侧,呈棕褐色。自前向后分为虹膜(iris)、睫状体(ciliary body)和紧贴巩膜内侧的脉络膜(choroid)。

(3) 视网膜(retina):位于眼球壁最内侧,分为盲部和视部。虹膜上皮和睫状体上皮构成盲部,通常所说的视网膜是指后部的感光部位,即视网膜视部,衬于脉络膜内侧。视部和盲部交界处呈锯齿状,为锯齿缘。

(4) 眼球内容物:仅可见晶状体(lens),为虹膜后方红色的椭圆形结构。赤道部与睫状体之间可见丝状物连接,为睫状小带。玻璃体位于晶状体和视网膜之间,未着色。

1—角膜；2—虹膜；3—睫状体；4—巩膜；5—视网膜；6—晶状体；7—前房

图 16-1 眼球（低倍）

3. 高倍镜

（1）角膜（cornea）：自前向后可依次辨认角膜上皮、前界层、角膜基质、后界层和角膜内皮（图 16-2）。

①角膜上皮（corneal epithelium）：未角化复层扁平上皮，基底面平坦。在角膜缘处与球结膜上皮相移行。

②前界层（anterior limiting lamina）：一层均质状的薄膜，由胶原原纤维和基质构成。

③角膜基质（corneal stroma）：最厚的一层，由多层胶原板层构成。同一胶原板层内的胶原原纤维彼此平行，板层间可见成纤维细胞的胞核，呈蓝色。

④后界层（posterior limiting lamina）：较薄，结构与前界层类似。

⑤角膜内皮（corneal endothelium）：单层扁平上皮，有的切片看似由多层细胞构成，是由于制作切片方向与内皮形成的弧面不完全垂直所引起的人工假象。

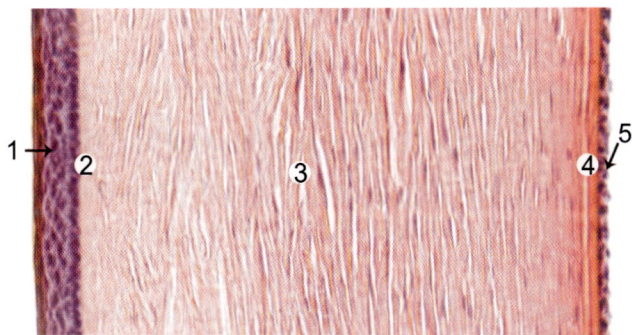

1—角膜上皮；2—前界层；3—角膜基质；4—后界层；5—角膜内皮

图 16-2 角膜（高倍）

（2）巩膜（sclera）：致密结缔组织，由大量胶原纤维束交织排列组成，纤维间可见染成蓝色的成纤维细胞核和血管切面（图 16-3）。

在巩膜与角膜交界处，巩膜向前内侧形成环形嵴状的突起，即巩膜距（scleral spur）。其前外侧可见裂隙状结构，为巩膜静脉窦（scleral venous sinus）。内侧有疏松的网状结构附着，即小梁网（trabecular meshwork），与前房相邻。巩膜距后端有睫状体附着。

（3）虹膜（iris）：自前向后可分为前缘层、虹膜基质和虹膜上皮（图 16-4）。

①前缘层：由一层不连续的成纤维细胞和色素细胞组成。

②虹膜基质：疏松结缔组织，内含丰富的血管和色素细胞（胞质含有黑素颗粒）。

Note

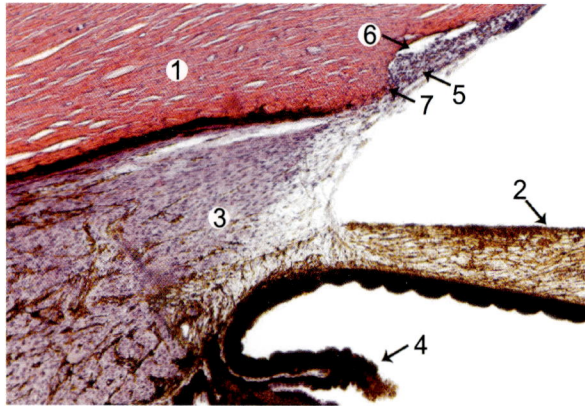

1—巩膜；2—虹膜；3—睫状体；4—睫状突；5—小梁网；6—巩膜静脉窦；7—巩膜距

图 16-3　眼球前壁(中倍)

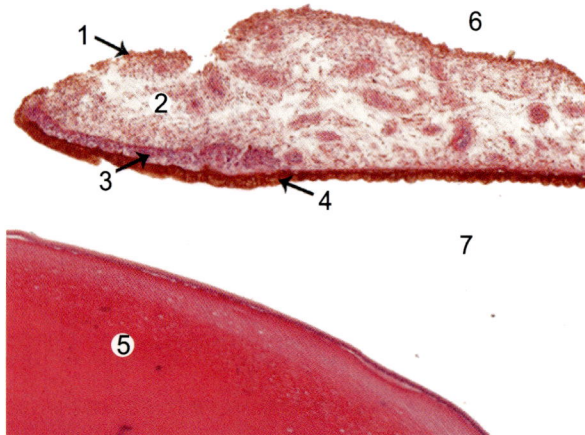

1—前缘层；2—虹膜基质；3—瞳孔括约肌；4—虹膜色素上皮；5—晶状体；6—前房；7—后房

图 16-4　虹膜(低倍)

③虹膜上皮：分为两层，前层细胞分化为肌上皮细胞，构成瞳孔括约肌和瞳孔开大肌；后层细胞含有大量黑素颗粒，为色素上皮细胞。近瞳孔处可见染成红色的肌上皮细胞，形成瞳孔括约肌，环绕瞳孔排列，易于辨认。瞳孔开大肌以瞳孔为中心呈放射状排列，常被色素上皮所掩盖而不易辨认。

(4) 睫状体(ciliary body)：大致呈三角形。前部较宽大，向前内侧伸出放射状排列的睫状突。后部渐平坦，止于锯齿缘。包括睫状肌、基质和睫状体上皮三层。睫状肌为平滑肌，有环形、放射状和纵行三种排列方向。基质为疏松结缔组织，富含血管和色素细胞。睫状体上皮有两层，外层为色素上皮，内层为非色素上皮，可分泌房水。

(5) 脉络膜(choroid)：位于巩膜内侧，含丰富的血管和色素细胞。

(6) 视网膜(retina)：重点观察视网膜视部。视网膜视部是高度分化的神经组织，自内向外主要由四层构成：节细胞层、双极细胞层、视细胞层和色素上皮细胞层(图 16-5)。

①节细胞层(layer of ganglion cells)：位于视网膜的最内层，细胞数量较少，节细胞(ganglion cell)为多极神经元，胞体较大，核大而圆、染色浅，其树突与双极细胞的轴突形成突触，构成内网层。节细胞轴突构成视神经纤维层，汇聚形成视神经，穿出眼球壁的部位称为视盘(optic disc)或视神经乳头(papilla of optic nerve)(图 16-6)。有的切片中可见视网膜中央动脉和视网膜中央静脉的横切面。

Note

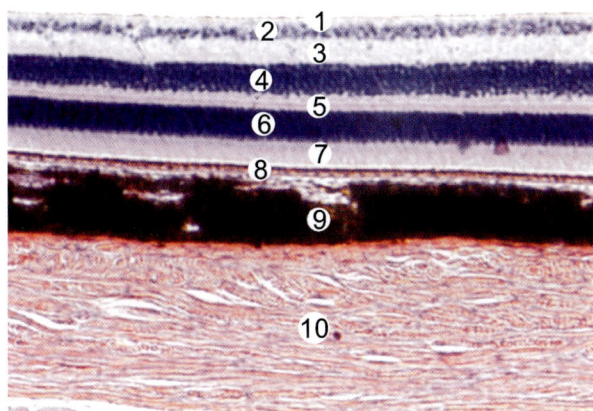

1—视神经纤维层；2—节细胞层；3—内网层；4—内核层（双极细胞层）；5—外网层；
6—外核层（视细胞层）；7—视杆视锥层；8—色素上皮细胞层；
9—脉络膜；10—巩膜

图 16-5　视网膜（视部,高倍）

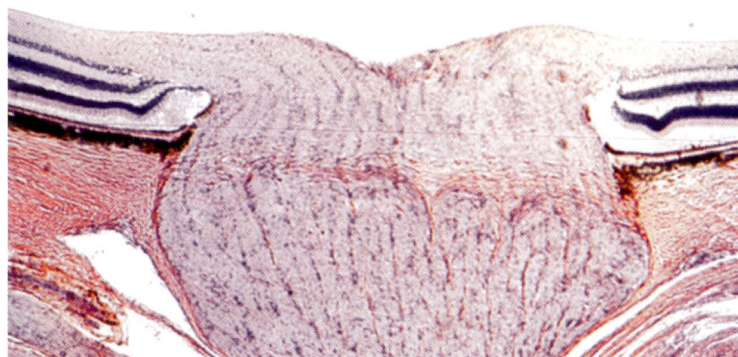

图 16-6　视神经及视盘（中倍）

②双极细胞层：双极细胞为连接视细胞和节细胞的中间神经元,其树突与视细胞的轴突形成突触,构成外网层。其轴突与节细胞的树突形成突触。双极细胞与多种中间神经元(如水平细胞、无长突细胞和网间细胞)的胞体排列成较密的双极细胞层,也称内核层。

③视细胞层：视细胞(visual cell)又称感光细胞,是一种高度分化的感觉神经元,由外突(树突)、胞体和内突(轴突)三部分构成。视细胞的突起染成粉红色,树突伸向色素上皮细胞层,轴突伸向双极细胞层。根据树突形态,视细胞可分为视杆细胞和视锥细胞,镜下不易区分。视细胞数量多,胞体密集排列成视细胞层,也称外核层,胞核呈圆形,深蓝色,位于胞体中央;树突排列形成视杆视锥层。

④色素上皮细胞层：位于视网膜的最外层,为单层立方上皮,非神经元。胞质充满黑素颗粒,具有保护感光细胞免受强光损伤的作用。制片过程中此层往往与视网膜其余各层分离而贴附于脉络膜。

(7)黄斑(macula lutea)：位于眼球后极。仅部分切片可观察到此结构。中央有一最薄的区域,为中央凹(central fovea),此处只有视锥细胞和色素上皮细胞(图 16-7)。

二、眼睑

材料与方法：人眼睑,HE 染色。

1. 肉眼观　呈长方形,略弯曲,两侧均染成蓝紫色;稍凹侧为睑结膜,稍凸侧为皮肤。二者相

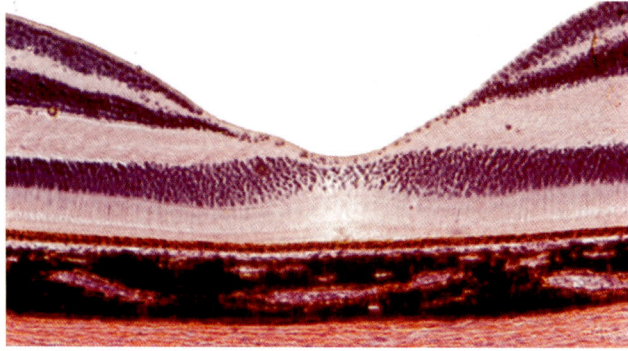

图 16-7　黄斑中央凹(高倍)

接处为睑缘,相对侧为眼睑基部。

2. 低倍镜　眼睑(eyelid)由外向内分为皮肤、皮下组织、肌层、睑板和睑结膜。在睑缘处可见 2～3 个睫毛的毛囊,毛囊根部可见小的皮脂腺,为睑缘腺或 Zeis 腺。睫毛附近还可见由单层扁平上皮或单层立方上皮构成的腔较大且不规则的汗腺,为睫腺或 Moll 腺(图 16-8)。

(1) 皮肤:较薄,可见毛囊和皮脂腺,以及汗腺的切面。

(2) 皮下组织:疏松结缔组织,染成浅红色。

(3) 肌层:骨骼肌(为眼轮匝肌)横切面,染成深红色。

(4) 睑板:致密结缔组织。其中可见分支管泡状皮脂腺,为睑板腺。导管长,走行方向与眼睑长轴相平行,开口于睑缘内侧。睑板腺的腺泡开口于导管。部分切片仅切到腺泡,未显示导管(图 16-8)。

(5) 睑结膜:由复层柱状上皮和薄层疏松结缔组织构成,上皮内常可见杯状细胞。

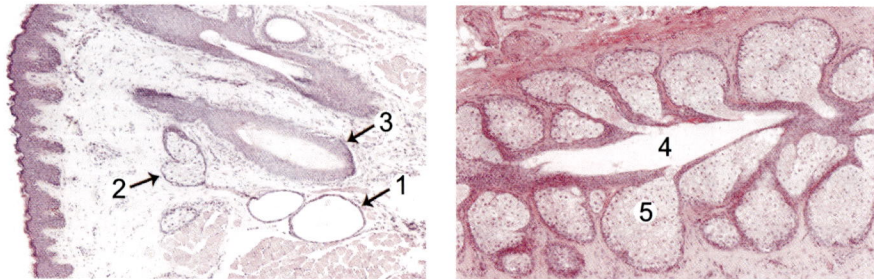

1—睫腺；2—睑缘腺；3—睫毛毛囊；4—睑板腺导管；5—睑板腺腺泡

图 16-8　眼睑(低倍)

3. 高倍镜　重点观察睑缘,辨认睑缘腺和睫腺。注意勿将皮肤里的皮脂腺误认为是睑缘腺。

三、内耳

材料与方法:豚鼠内耳,HE 染色。

(一) 耳蜗

1. 肉眼观　标本呈不规则形,垂直切面的耳蜗为锥形结构,中央染成红色的为蜗轴。蜗轴两侧各有三四个圆孔形切面,为骨性耳蜗的横切面。每个耳蜗的切面都被染成红色的螺旋板分为上、下两部,上为前庭阶,下为鼓室阶。二者之间有一个三角形腔,即为膜蜗管。

2. 低倍镜　先找到锥形的结构,即为耳蜗(cochlea)。中轴为由松质骨构成的蜗轴,在骨质内有成团的神经元,即为耳蜗神经节(螺旋神经节)。在蜗轴的两侧有骨蜗管的切面,它们为不规则的圆形;在骨蜗管中有三角形的腔,为膜蜗管。在膜蜗管上方的腔为前庭阶(scala vestibuli),下方的腔为鼓室阶(scala tympani)(图 16-9)。重点观察膜蜗管的三个壁(图 16-10)。

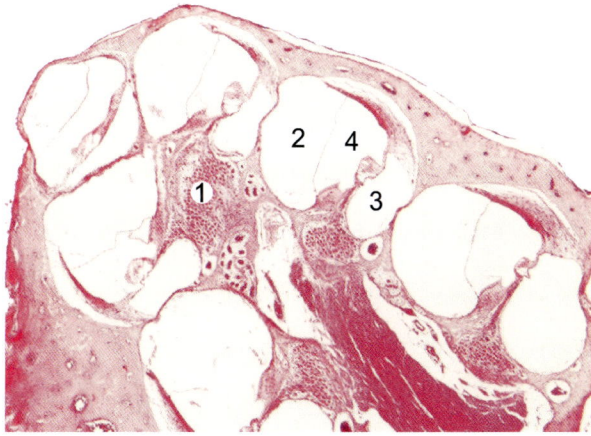

1—蜗轴; 2—前庭阶; 3—鼓室阶; 4—膜蜗管

图 16-9　耳蜗(4 倍物镜)

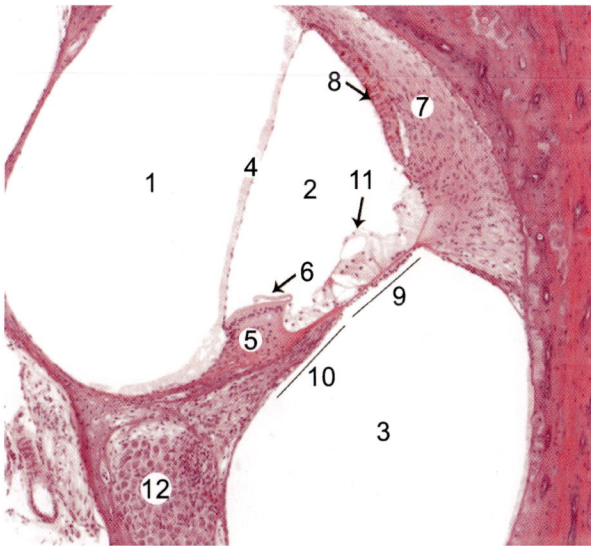

1—前庭阶; 2—膜蜗管; 3—鼓室阶; 4—前庭膜; 5—螺旋缘; 6—盖膜; 7—螺旋韧带; 8—血管纹;
9—基底膜; 10—骨螺旋板; 11—螺旋器; 12—螺旋神经节

图 16-10　蜗管(低倍)

(1) 上壁为前庭膜(vestibular membrane),由结缔组织和两侧的单层扁平上皮组成。由于此膜很薄,三层结构难以辨认。

(2) 外侧壁为骨膜增厚形成的螺旋韧带(spiral ligament)和被覆其表面的血管纹(stria vascularis),血管纹由含毛细血管的复层柱状上皮组成,能分泌内淋巴。

(3) 下壁由内侧的骨螺旋板(osseous spiral lamina)和外侧的膜螺旋板(membranous spiral lamina)(也称基底膜)组成。基底膜含胶原样细丝,为听弦。其表面的上皮增高特化为听觉感受器,为螺旋器(spiral organ)。突入膜蜗管锐角内并增厚的骨螺旋板骨膜部分,为螺旋缘(spiral limbus)。其上方发出一红色均质状膜,为盖膜(tectorial membrane),一端游离,常卷折。选择一个结构完整的膜蜗管切面,换到高倍镜下观察。

Note

3. 高倍镜 螺旋器：又称 Corti 器，位于膜蜗管的基底膜上，由支持细胞和毛细胞构成。支持细胞主要由柱细胞和指细胞构成。切片上，两个柱细胞围成的三角形，为内隧道。其内侧壁为内柱细胞，外侧壁为外柱细胞。由于切面原因，有时可见多个内柱细胞或外柱细胞。内柱细胞内侧可见一个内指细胞和一个内毛细胞，内毛细胞位于内指细胞的顶部。外柱细胞的外侧可见 3～4 个外指细胞和位于其上方的外毛细胞。毛细胞游离面有纤毛（图 16-11）。

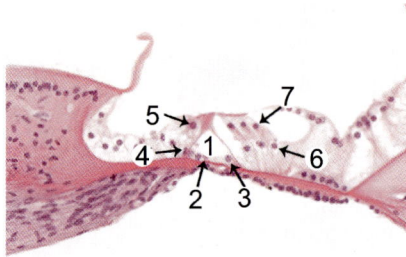

1—内隧道；2—内柱细胞；3—外柱细胞；4—内指细胞；5—内毛细胞；6—外指细胞；7—外毛细胞

图 16-11　螺旋器（高倍）

（二）壶腹嵴和位觉斑

1. 低倍镜 在耳蜗的周围染色较红的组织为骨组织，骨组织形成圆形或不规则的腔，为半规管的横切面或前庭。半规管壶腹部切面不规则，部分切片可见其内黏膜局部增高形成的山嵴状结构，为壶腹嵴（crista ampullaris）（图 16-12A）。

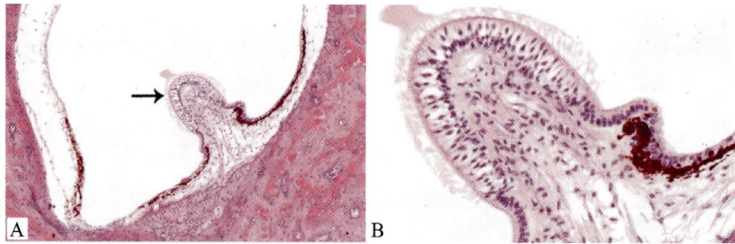

图 16-12　壶腹嵴（箭头）

A. 低倍；B. 高倍

在耳蜗基底部附近不规则的腔为前庭，其内为椭圆囊或球囊，切片中不易区分。部分切片可见其内黏膜局部增厚，形成椭圆囊斑（macula utriculi）或球囊斑（macula sacculi），统称为位觉斑（图 16-13A），为位觉感受器。

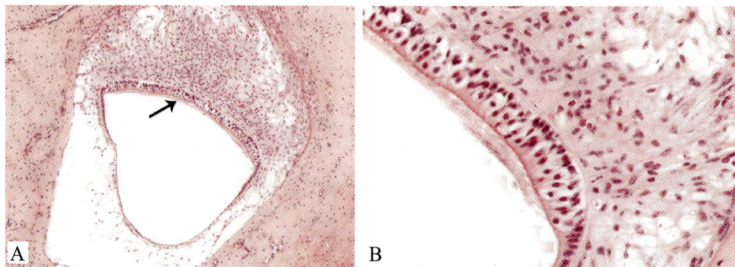

图 16-13　位觉斑（箭头）

A. 低倍；B. 高倍

2. 高倍镜 壶腹嵴与位觉斑均由上皮和固有层构成，上皮细胞包括支持细胞和毛细胞，固有层为致密结缔组织。支持细胞呈柱状，胞核呈卵圆形，位于基底部；毛细胞为感觉细胞，位于支持细胞之间,胞核呈圆形,游离面有纤毛。壶腹嵴表面覆盖的粉红色均质状胶质为壶腹帽(图 16-12B)。位觉斑为小丘状隆起,上皮较厚,毛细胞游离面覆盖有位砂膜(图 16-13B)。

▶▶ 思考题

1. 光线进入眼球要经过哪些结构才能被视细胞所感受?
2. 观察下图,在图中标注管腔壁结构的名称。

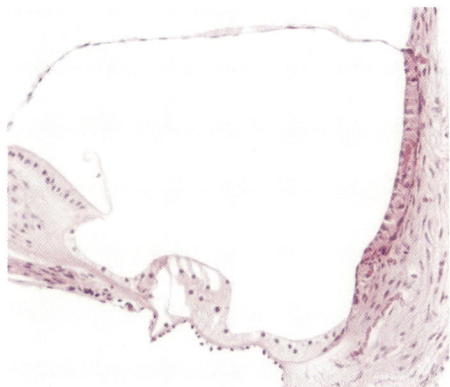

HE 染色(低倍)

▶▶ 知识链接

(1) 虹膜识别技术。
(2) 晕动病。

(魏俊伟)

第十七章 内分泌系统

学习目标

1. 素质目标 了解甲亢等常见内分泌疾病的发病机制,普及相关医学知识,提升责任意识。

2. 能力目标

(1)辨认甲状腺滤泡上皮细胞和滤泡旁细胞。

(2)辨认肾上腺皮质的球状带、束状带和网状带。

(3)识别垂体的各个组成部分以及嗜酸性细胞、嗜碱性细胞和嫌色细胞。

3. 知识目标

(1)掌握甲状腺的结构特点和功能。

(2)掌握肾上腺的结构特点和功能。

(3)掌握垂体远侧部和神经部的结构和功能。

(4)熟悉甲状旁腺的结构与功能。

实验内容

一、甲状腺

材料与方法:狗甲状腺,HE染色。

1. 肉眼观 标本中除了甲状腺处,常可见其毗邻器官甲状旁腺。由于甲状腺和甲状旁腺的结构存在较大的差异,故肉眼观察可分辨。染色相对较浅的大块组织为甲状腺,染成紫蓝色的小块组织为甲状旁腺。

2. 低倍镜 甲状腺(thyroid gland)的被膜由薄层结缔组织所构成,被膜下方为甲状腺的实质(图17-1A)。镜下可见,甲状腺的实质是由大量甲状腺滤泡(thyroid follicle)所构成。滤泡的大小不等,为圆形、椭圆形或不规则形。滤泡是由单层滤泡上皮细胞(follicular epithelial cell)所围成,滤泡腔内充满染成粉红色的胶质(colloid)。常可见胶质中有波浪状裂纹,为制片所致的人工假象。滤泡间可见滤泡旁细胞(parafollicular cell)和少量结缔组织。有时可见甲状旁腺。

3. 高倍镜 甲状腺滤泡上皮可随甲状腺功能的变化发生形态变化。镜下观察滤泡壁通常为单层立方上皮,也可见单层扁平上皮。滤泡上皮细胞胞质染色浅,为弱嗜碱性,胞核呈圆形,位于细胞中央。滤泡旁细胞数量较少,位于滤泡之间或嵌于滤泡上皮细胞之间。细胞体积较大,呈圆形或椭圆形,胞质着色很浅,胞核大而圆(图17-1B)。有时标本中可见未显示滤泡腔,仅切到由滤泡上皮细胞构成的滤泡壁,此时,应注意与位于滤泡间的滤泡旁细胞相区分。在甲状腺滤泡之间的结缔组织中可见毛细血管的切面。

Note

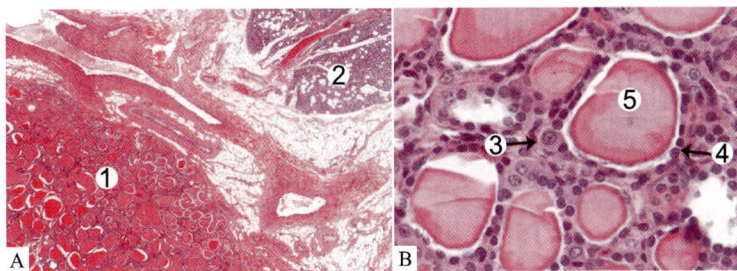

1—甲状腺；2—甲状旁腺；3—滤泡旁细胞；4—滤泡上皮细胞；5—滤泡及胶质

图 17-1　甲状腺

A. 低倍；B. 高倍

二、甲状旁腺

材料与方法：狗甲状旁腺，HE 染色。

1. 肉眼观　在甲状腺组织的边缘部，染成紫蓝色。

2. 低倍镜　甲状旁腺(parathyroid gland)表面由结缔组织被膜包裹，腺细胞排列成团状、索状。其间有丰富的毛细血管和少量结缔组织(图 17-1A)。

3. 高倍镜　腺实质由两种细胞组成。主细胞(chief cell)数量多，细胞呈多边形，胞质染色浅，细胞界限不清楚。嗜酸性细胞数量较少，通常单个存在，体积较大，胞质呈强嗜酸性(图17-2)。

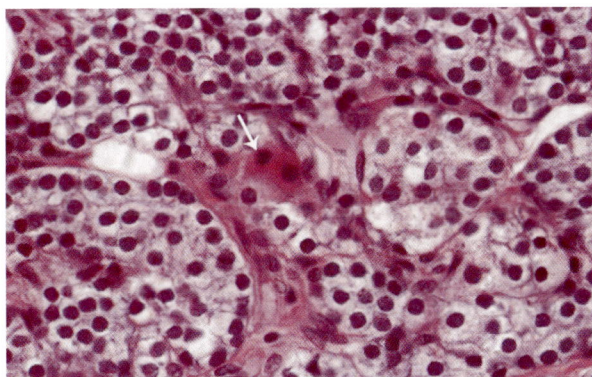

图 17-2　甲状旁腺(高倍)

箭头示嗜酸性细胞

三、肾上腺

材料与方法：猴肾上腺，HE 染色。

1. 肉眼观　标本大致呈三角形或半月形。

2. 低倍镜　肾上腺(adrenal gland)表面有被膜，为结缔组织。被膜下方为肾上腺实质。实质由大量密集排列的细胞所构成，细胞的染色深浅不同。靠近被膜的部分为皮质，由于细胞形态结构和排列方式不同，可分为三条带：球状带、束状带和网状带。位于皮质深部染色较浅的区域为髓质(图 17-3A)。

(1) 皮质：由表及深依次观察球状带、束状带和网状带。

①球状带(zona glomerulosa)：位于被膜的下方，比较薄。细胞呈立方形，排列呈球团状。细胞团之间有毛细血管和少量结缔组织。

Note

109

②束状带(zona fasciculata):位于球状带的下方,最厚。细胞体积较大,呈多边形或立方形,排列成条索状。条索状的细胞之间有毛细血管和少量结缔组织。

③网状带(zona reticularis):位于束状带的下方,靠近髓质。细胞呈圆形或立方形,排列成网状。网眼中有毛细血管和少量结缔组织。

(2) 髓质:位于皮质网状带的下方,肾上腺的中央,较薄。主要的细胞成分为嗜铬细胞,该细胞排列成团状、索状,其间有毛细血管和少量结缔组织,细胞界限不清楚。在肾上腺髓质中可见中央静脉。

3. 高倍镜

(1) 球状带:细胞排列呈球团状。细胞较小,多呈柱状或多边形,胞核小,着色深,胞质略呈嗜碱性(图17-3B)。

(2) 束状带:细胞排列呈索状。细胞较大,呈多边形,胞质有许多空泡(脂滴被溶解所致),染色很淡(图17-3C)。

(3) 网状带:细胞索相互吻合呈网状。细胞较小,呈圆形或立方形,核小而圆,染色深,位于中央,胞质嗜酸性,脂滴很少(图17-3D)。

(4) 髓质:细胞呈多边形,较大,胞质呈嗜碱性,核圆,着色浅。

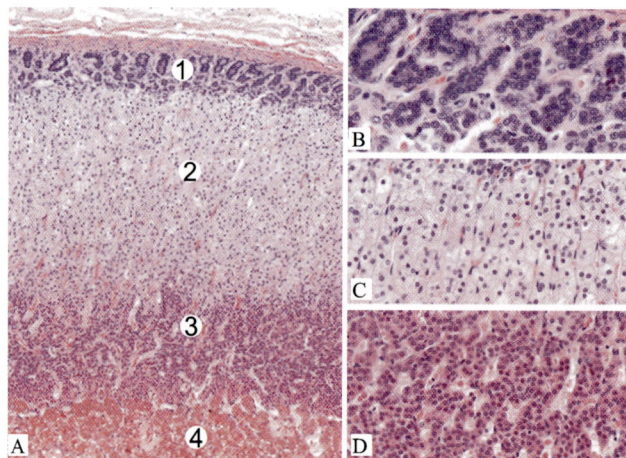

1—球状带；2—束状带；3—网状带；4—髓质

图 17-3　肾上腺

A. 低倍；B. 球状带(高倍)；C. 束状带(高倍)；D. 网状带(高倍)

四、垂体

材料与方法:猪垂体,HE染色。

1. 肉眼观　标本大致为椭圆形的小组织块,染色深浅差别明显。染色深的部分为腺垂体远侧部,染色浅的部分为神经部。两者之间为中间部,远侧部与中间部之间常有裂隙。有的标本可见柄状结构,为神经垂体的漏斗与腺垂体的结节部(图17-4)。

2. 低倍镜　垂体(pituitary gland)表面覆盖结缔组织被膜。辨认远侧部、中间部和神经部。有的还可见漏斗和结节部(pars tuberalis)(图17-5)。

(1) 远侧部(pars distalis):细胞体积大,细胞排列呈团状和索状,相互连接成网。细胞间为丰富的血窦。细胞根据染色特性不同,分为嗜酸性细胞(acidophilic cell)、嗜碱性细胞(basophilic cell)和嫌色细胞(chromophobe cell)三种类型。这三种细胞在垂体不同的区域分布不均一,需转换不同视野仔细辨认。

(2) 神经部(pars nervosa):细胞体积较小,染色较浅,主要由许多条索状的无髓神经纤维构

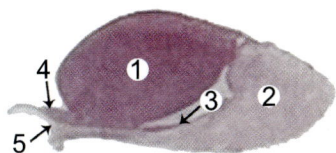

1—远侧部；2—神经部；3—中间部；4—结节部；5—漏斗

图 17-4　垂体(肉眼观)

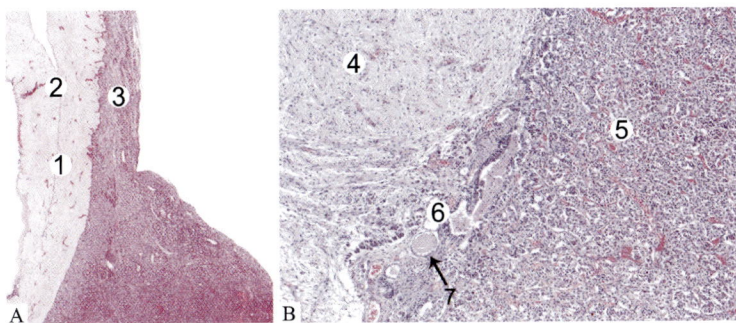

1—漏斗柄；2—正中隆起；3—结节部；4—神经部；5—远侧部；6—中间部；7—滤泡

图 17-5　垂体(低倍)

A.漏斗和结节部；B.神经部、远侧部和中间部

成。细胞成分少,无髓神经纤维之间可见丰富的毛细血管。

（3）中间部(pars intermedia)：位于远侧部与神经部之间,为一纵行狭窄的区域,含有大小不等的滤泡,腔内可充满胶质,为嗜酸性或嗜碱性。

3. 高倍镜

（1）远侧部：主要由三种细胞组成(图 17-6)。

①嗜酸性细胞数量较多,胞体较大,为圆形或多边形;胞核圆形,多偏位;胞质内含有粗大的嗜酸性颗粒,染成红色。

②嗜碱性细胞数量较少,呈卵圆形或多边形,胞质界限清楚,胞核圆形;胞质内充满紫蓝色的嗜碱性颗粒。

③嫌色细胞数量较多,一般成群分布,细胞较小,细胞界限不清楚,胞核呈圆形,胞质染色浅,其内无特殊着色的颗粒。

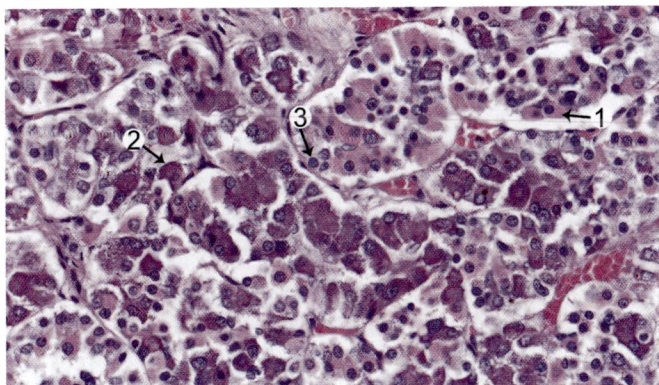

1—嗜酸性细胞；2—嗜碱性细胞；3—嫌色细胞

图 17-6　垂体远侧部(高倍)

（2）神经部：染色较浅,可见垂体细胞、赫林体、无髓神经纤维和血管等(图 17-7)。

Note

111

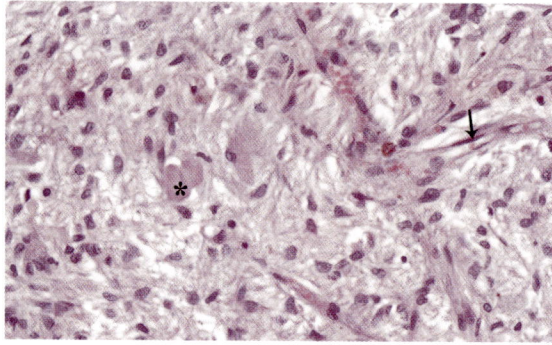

图 17-7　垂体神经部(高倍)

箭头示毛细血管;星号示赫林体

　　垂体细胞,即神经部的神经胶质细胞,大小不一,形态不规则,胞质内常含有黄褐色的色素颗粒,核圆形或卵圆形。可见大小不等的嗜酸性均质团块,为赫林体(Herring body)。无髓神经纤维数量多,切面方向不一,呈粉红色。在薄层结缔组织之间可见丰富的血窦。

▶▶ 思考题

　　1. 观察下图,写出器官名称,并描述其结构特点。

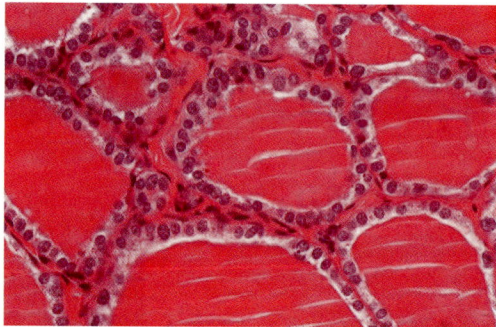

HE 染色(高倍)

　　2. 观察下图,写出器官名称,并在图中标注其组成部分。

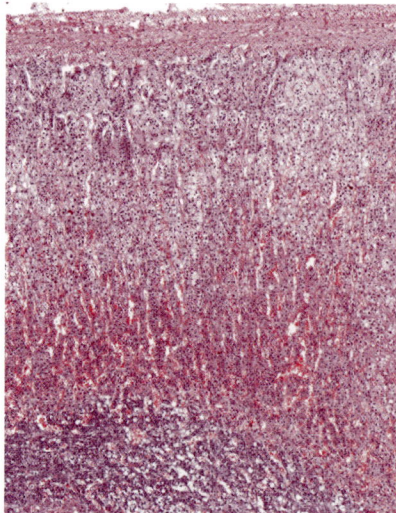

HE 染色(低倍)

思考题解析

▶▶ 知识链接

骨的内分泌功能。

（孙元鹏）

知识链接

Note

第十八章 男性生殖系统

学习目标

1. **素质目标** 了解影响精子质量的因素,关注男性生殖健康。

2. **能力目标**

(1) 识别睾丸生精小管、直精小管、睾丸网等结构。

(2) 辨析各种生精上皮细胞和睾丸间质细胞。

3. **知识目标**

(1) 掌握睾丸的光镜结构特点,以及生精细胞、支持细胞和睾丸间质细胞的形态、结构和功能。

(2) 熟悉附睾和前列腺的组织结构特点和功能。

(3) 了解输精管和阴茎的结构和功能。

实 验 内 容

一、睾丸

材料与方法:人睾丸,HE 染色。

1. **肉眼观** 睾丸切片呈半椭圆形,一侧表面覆盖粉红色被膜,为白膜。

2. **低倍镜**

(1) 被膜:睾丸(testis)表面覆有一层浆膜,为睾丸的鞘膜脏层,由单层扁平上皮和少量结缔组织组成。其深面的白膜由致密结缔组织构成(图 18-1)。白膜在睾丸的后缘增厚形成睾丸纵隔,其中不规则的腔隙为睾丸网。

(2) 实质:白膜再向内可见许多腔面不规则、上皮厚薄不均的生精小管(seminiferous tubule)横切面。生精小管之间的部分为睾丸间质,由疏松结缔组织构成,其内有成群分布的睾丸间质细胞(testicular interstitial cell)。近睾丸纵隔处,生精小管逐渐移行为短而细的直行管道,即直精小管(tubulus rectus),其上皮为单层柱状上皮,无生精功能。在睾丸纵隔内,可见一些腔大、不规则的管腔切面,为睾丸网(rete testis),由直精小管的分支吻合形成,内衬单层立方上皮(图 18-2)。

3. **高倍镜** 重点观察生精上皮,辨认不同类型的生精细胞和支持细胞。

(1) 生精小管:管壁由生精上皮围成,上皮外有基膜和肌样细胞。生精上皮由生精细胞和支持细胞构成,从生精小管基底部至腔面可观察各级生精细胞(图 18-3)。

①精原细胞(spermatogonium):紧贴基膜,体积较小,呈圆形或卵圆形,胞质染色淡。

②初级精母细胞(primary spermatocyte):位于精原细胞的近腔侧,体积较大,呈圆形。胞核大而圆,核内染色质交织成蓝色丝球状,部分细胞可见核分裂象。

Note

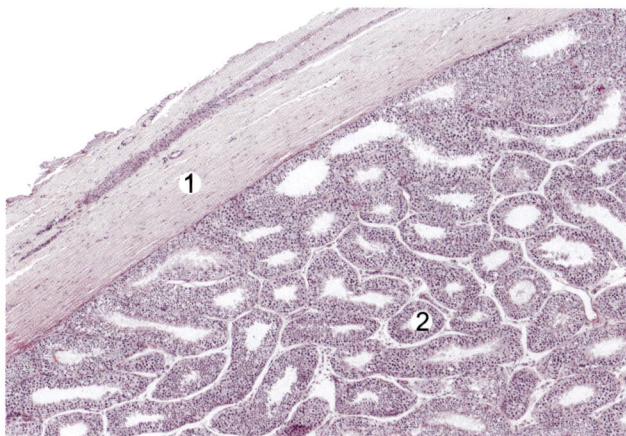

1—白膜；2—生精小管

图 18-1 睾丸(低倍)

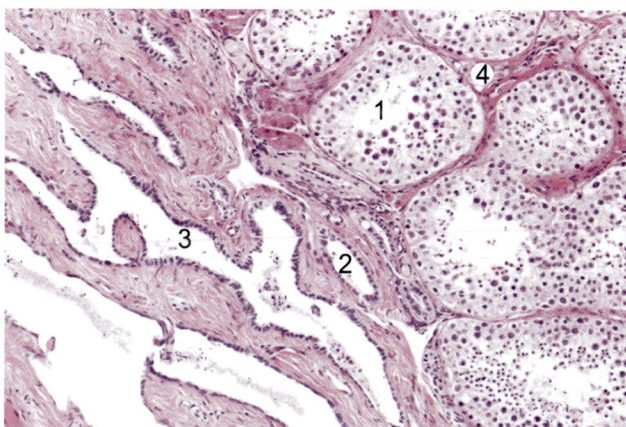

1—生精小管；2—直精小管；3—睾丸网；4—睾丸间质

图 18-2 睾丸纵隔(低倍)

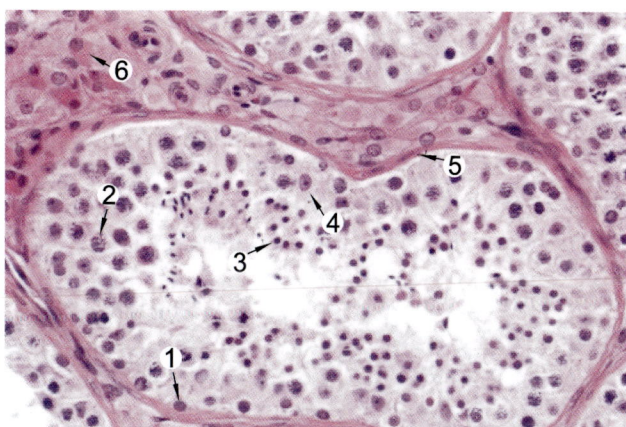

1—精原细胞；2—初级精母细胞；3—精子细胞；4—支持细胞；5—肌样细胞；6—睾丸间质细胞

图 18-3 睾丸生精小管(高倍)

③次级精母细胞(secondary spermatocyte)：位于初级精母细胞的近腔侧，大小与精原细胞相似，呈圆形。胞核较小，呈圆形，染色较深。由于次级精母细胞形成后，存在时间短，很快分裂为精子细胞，故切片中不易见到。

Note

④精子细胞(spermatid):靠近管腔,成群存在。细胞小,呈圆形;胞核小,染色深。

⑤精子(spermatozoon):成群聚集在生精小管腔,精子大多被切断。呈椭圆形、紫蓝色的结构为精子头部,呈丝状、紫红色的结构为精子尾部。

⑥支持细胞(sustentacular cell):位于生精细胞之间。细胞体积较大,轮廓不清,只能根据核的形态分辨。胞核较大,呈不规则形、卵圆形或三角形,染色浅,核仁明显。

⑦肌样细胞:位于基膜外侧,细胞呈梭形,胞核染色较深,胞质嗜酸性。

(2)睾丸间质细胞:又称 Leydig 细胞。位于生精小管之间的疏松结缔组织内,常成群存在。细胞为圆形或多边形,体积较大。胞质嗜酸性,胞核圆,着色浅,核仁明显(图 18-3)。

二、精子

材料与方法:人精液涂片,HE 染色。

1. 肉眼观 全片散布粉色细密点状的精子。

2. 低倍镜 正常精子形态呈蝌蚪状,分为头部和尾部。

3. 高倍镜 精子头部呈椭圆形,顶体帽覆盖头部表面,形成头部前端透亮的浅粉色区域,核位于顶体的基部,染成紫蓝色(图 18-4)。精子尾部细长,其中段长度与头部长度大致相等,有时可见残余胞质。尾部外观规则不卷曲。

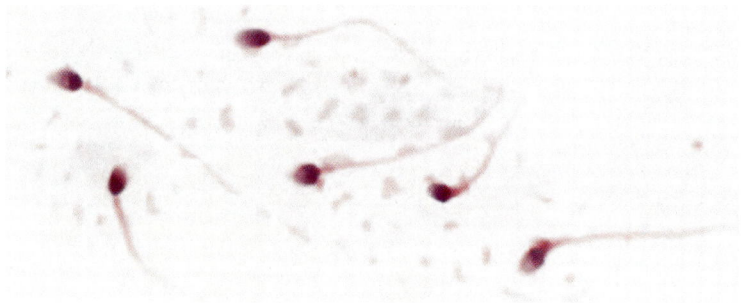

图 18-4 精液涂片(高倍)

三、附睾

材料与方法:狗附睾,HE 染色。

1. 肉眼观 标本呈长椭圆形。

2. 低倍镜 所取附睾(epididymis)部位不同,镜下看到的结构也不尽相同。附睾表面为致密结缔组织被膜,实质内有很多小管切面,小管之间为结缔组织。在附睾头部可见管腔小、呈星形切面的输出小管。在附睾体、尾部,可见管腔大,切面呈圆形或椭圆形的附睾管,腔内可见染成粉红色的分泌物及大量的精子(图 18-5)。

3. 高倍镜 仔细辨别输出小管和附睾管(图 18-6)。

(1)输出小管(efferent duct):管壁上皮内矮柱状分泌细胞和高柱状纤毛细胞交替排列。矮柱状分泌细胞顶端可见泡状分泌物,胞核靠近基底部。高柱状纤毛细胞胞质深染,细胞表面可见纤毛,胞核呈长椭圆形,位于细胞近腔面。输出小管周围有少量环形平滑肌纤维。

(2)附睾管(epididymal duct):管壁上皮为假复层纤毛柱状上皮,由主细胞和基细胞构成。主细胞呈高柱状,其顶端有排列整齐的静纤毛,胞核位于近游离面,呈椭圆形,染色浅。基细胞位于基膜上,在标本上只能见到一行排列整齐的小圆形胞核。上皮外侧有薄层平滑肌和疏松结缔组织。

Note

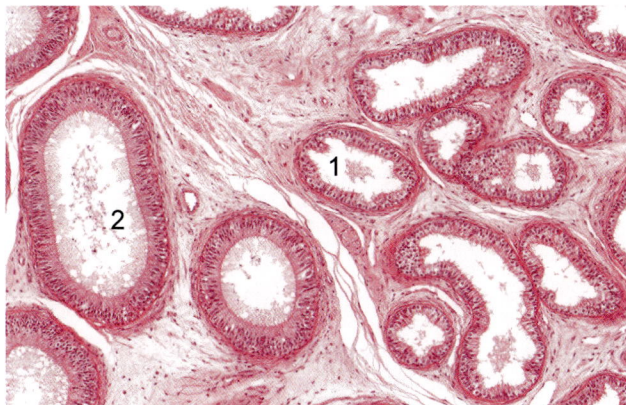

1—输出小管；2—附睾管

图 18-5　附睾(低倍)

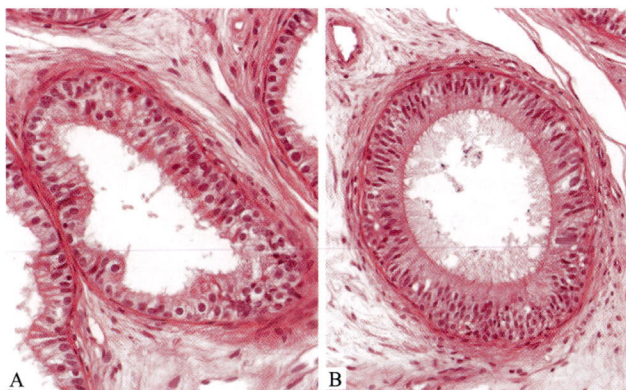

图 18-6　附睾(高倍)

A.输出小管；B.附睾管

四、前列腺(prostate)

材料与方法:人前列腺,HE 染色。

1. 肉眼观　标本一侧的表面染成深红色的结构为被膜,其内有许多大小不一的腔隙,即前列腺腺泡腔。

2. 低倍镜

(1)被膜:位于表面,由致密结缔组织和平滑肌组成,被膜伸入腺实质,形成支架。

(2)腺泡:腺泡腔较大,形状不规则,腺上皮和结缔组织形成皱襞突向管腔,腔内可见粉红色分泌物或嗜酸性的前列腺凝固体(prostatic concretion),前列腺凝固体呈圆形,为同心圆排列的板层状物质,若凝固体钙化则形成结石(图 18-7)。

3. 高倍镜　同一腺泡的腺上皮形态不一,多为单层柱状上皮或假复层柱状上皮,也可有单层立方上皮或单层扁平上皮(图 18-8)。腺泡间结缔组织中有平滑肌纤维。

五、输精管

材料与方法:人输精管,HE 染色。

1. 肉眼观　标本呈椭圆形,管壁厚、管腔小。

2. 低倍镜　管壁从内到外分为黏膜、肌层和外膜三层(图 18-9)。

Note

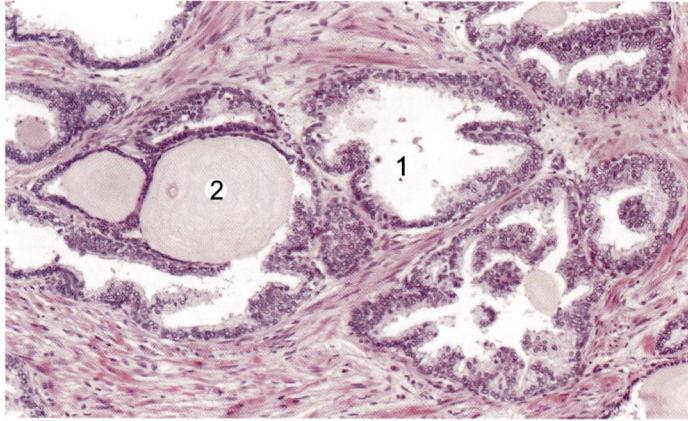

1—腺泡；2—前列腺凝固体

图 18-7　前列腺（低倍）

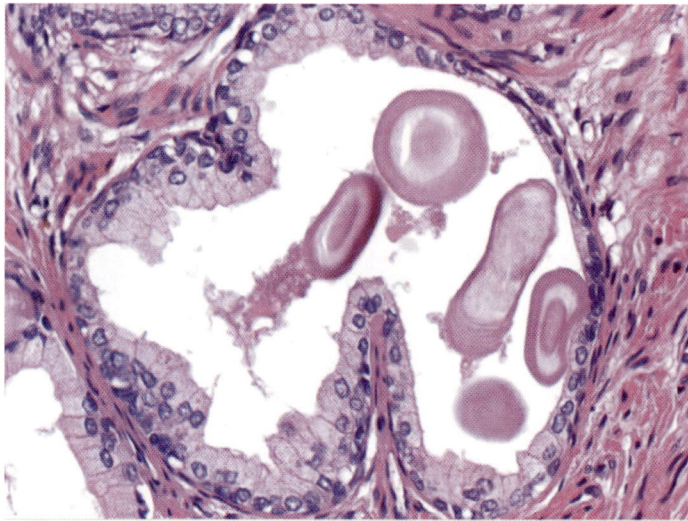

图 18-8　前列腺腺泡（高倍）

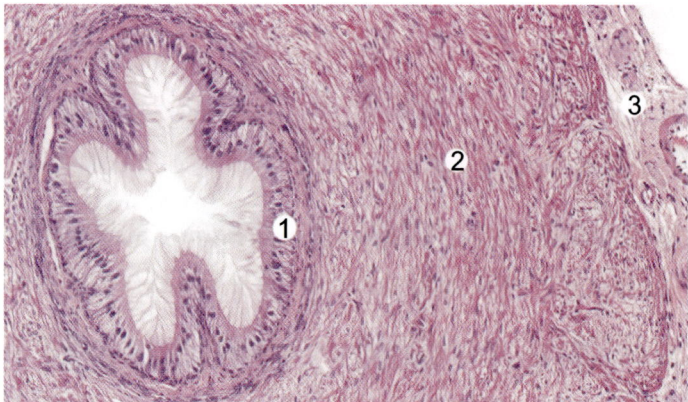

1—黏膜；2—肌层；3—外膜

图 18-9　输精管（中倍）

3. 高倍镜

（1）黏膜：形成许多纵行皱襞，上皮为假复层柱状上皮，下方为结缔组织构成的固有层。

（2）肌层：十分发达，由内纵、中环、外纵三层平滑肌构成，中层环形平滑肌很厚。

（3）外膜：疏松结缔组织，富含血管。

六、精囊

材料与方法：人精囊，HE 染色。

1. 肉眼观 可见大小不等、形状不一的数个管腔，腔面颜色较深的为黏膜。

2. 低倍镜 由黏膜、肌层和外膜三层构成。黏膜形成多而薄的皱襞，并有许多小的憩室，上皮为假复层柱状上皮，固有层薄，黏膜外有排列不规则的薄层平滑肌和结缔组织外膜（图 18-10A）。

3. 高倍镜 假复层柱状上皮细胞顶端有分泌小泡突出，胞质内含有分泌颗粒和黄色脂褐素，但不易分清（图 18-10B）。

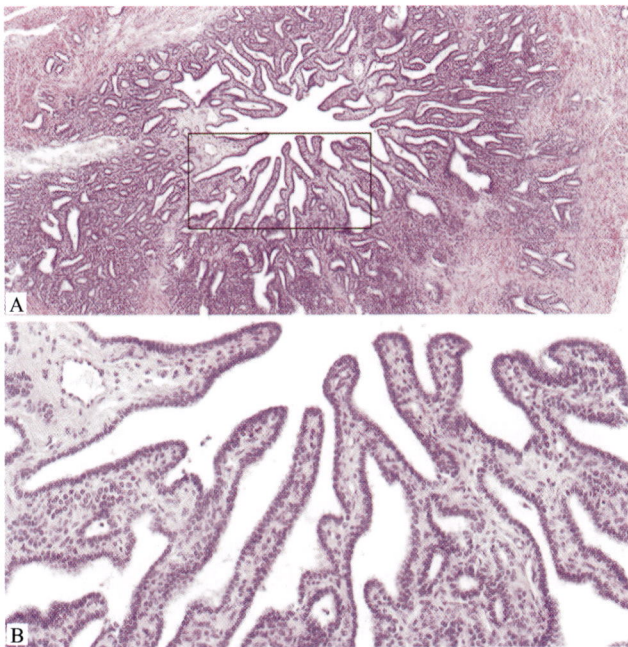

图 18-10 精囊
A. 低倍；B. 皱襞（高倍）

七、阴茎

材料与方法：幼儿阴茎，HE 染色。

1. 肉眼观 切片呈椭圆形，外表被覆皮肤，皮肤内结构染成红色，其内可见三个染色略红的海绵体横切面，呈"品"字形结构。两个并列的为阴茎海绵体，单一的为尿道海绵体，尿道海绵体中央裂隙状的管腔为尿道。

2. 低倍镜 外层为皮肤组织，可见皮脂腺和结缔组织，但无毛发，皮下组织内无脂肪。向内较致密的结缔组织为白膜，再向内为大量不规则的血窦，彼此连接，交织成网，构成勃起组织，即阴茎海绵体和尿道海绵体。尿道海绵体的中央为尿道，其管腔不规则，腔面被覆变移上皮（图 18-11）。

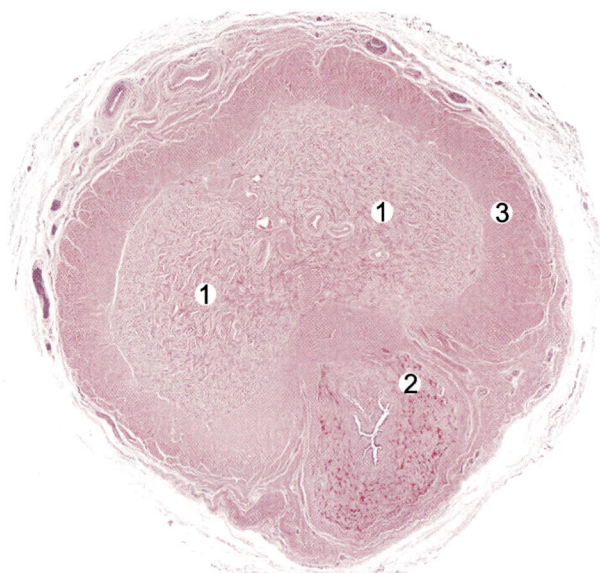

1—阴茎海绵体；2—尿道海绵体；3—白膜

图 18-11 阴茎(低倍)

▶▶ 思考题

请写出图中箭头 1～5 所示的细胞名称。

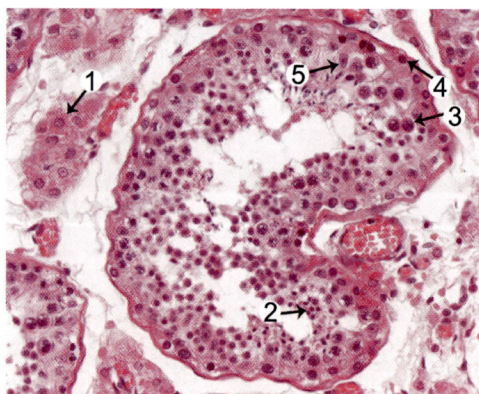

HE 染色(高倍)

▶▶ 知识链接

睾丸扭转。

(吴　喆)

Note

第十九章 女性生殖系统

学习目标

1. 素质目标 了解女性生殖系统相关疾病,关注女性生殖健康。

2. 能力目标

(1) 识别卵巢内不同发育阶段的卵泡。

(2) 理解子宫内膜变化与卵巢内卵泡发育的关系。

(3) 了解女性生殖系统相关疾病的病因,如月经不调、不孕症等。

3. 知识目标

(1) 掌握卵巢的一般结构和功能,包括卵泡的生长发育和排卵,黄体的形成、结构、功能和演变。

(2) 掌握子宫壁的结构及子宫内膜的周期性变化,包括月经期、增生期和分泌期的特点。

(3) 熟悉输卵管的结构和功能。

实验内容

一、卵巢

材料与方法:人卵巢(ovary),HE 染色。

1. 肉眼观 标本呈卵圆形,周围染色深的部分为皮质,中央染色浅的狭窄部分为髓质,有的标本没有切到髓质。

2. 低倍镜 卵巢表面为被膜,实质包括皮质和髓质,二者界限不清(图 19-1)。

(1) 被膜:表面覆以单层立方上皮或单层扁平上皮,上皮下方为致密结缔组织构成的白膜。

(2) 皮质:位于被膜下方,占卵巢的大部分,含许多大小不一、发育时期不同的卵泡,卵泡间为富含梭形基质细胞的结缔组织,即卵巢基质。卵泡包括原始卵泡、初级卵泡、次级卵泡、成熟卵泡和闭锁卵泡。

(3) 髓质:位于皮质深层,由疏松结缔组织构成,内含丰富的血管和淋巴管。

3. 高倍镜 重点观察不同发育时期的卵泡。所有卵泡均由卵母细胞和卵泡细胞构成(图 19-2)。

(1) 原始卵泡(primordial follicle):位于皮质浅层,数量很多、体积很小,由一个圆形的初级卵母细胞及其周围一层扁平的卵泡细胞构成。初级卵母细胞体积大,胞质呈浅粉红色。胞核大而圆,呈空泡状,核仁明显。卵泡细胞的细胞界限不清楚,只能见其扁平的胞核贴于初级卵母细胞的表面。

(2) 初级卵泡(primary follicle):较原始卵泡大。逐渐移至皮质深层。初级卵泡的中央为初

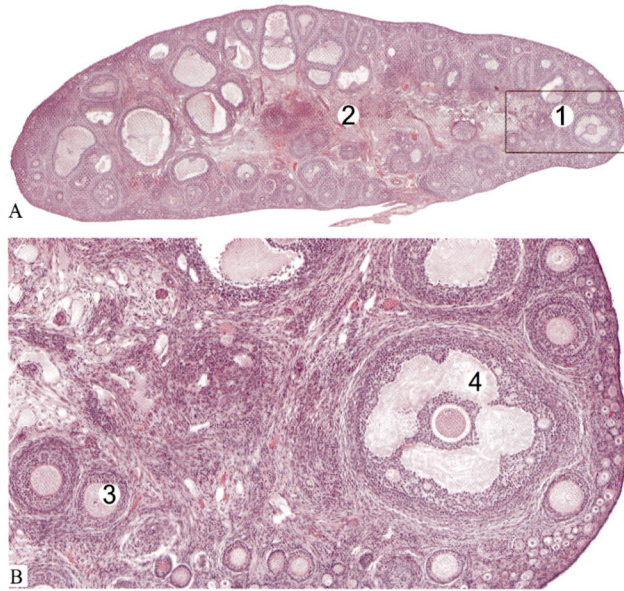

1—皮质；2—髓质；3—初级卵泡；4—次级卵泡

图 19-1　卵巢(低倍)

A.4 倍物镜；B.10 倍物镜

级卵母细胞，体积增大，胞质增多，胞核变大。初级卵母细胞周围是单层立方或多层的卵泡细胞。初级卵母细胞与卵泡细胞之间有一层均质状、嗜酸性的粉红色薄膜，为透明带(zona pellucida)。卵泡周围的基质细胞增殖分化形成卵泡膜(theca folliculi)。

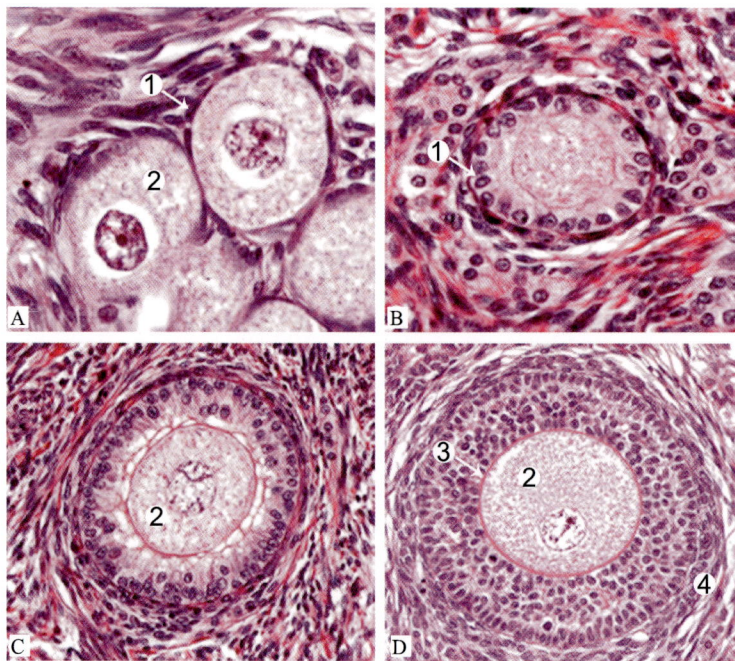

1—卵泡细胞；2—初级卵母细胞；3—透明带；4—卵泡膜

图 19-2　卵巢皮质(高倍)

A.原始卵泡；B~D.早期、中期和晚期初级卵泡

（3）次级卵泡(secondary follicle)：体积进一步增大，卵泡细胞之间出现腔隙，即为次级卵泡，找到典型切面观察(图 19-3)。初级卵母细胞增大，围绕卵母细胞的一层卵泡细胞呈柱状、放射状

排列,称放射冠(corona radiata)。卵泡腔不断扩大,将初级卵母细胞、透明带、放射冠及部分卵泡细胞推至一侧形成圆形的隆起,称卵丘(cumulus oophorus)。卵泡由数层密集排列的卵泡细胞构成,这些卵泡细胞称颗粒细胞。故此时的卵泡壁,又称颗粒层。卵泡膜分化为内、外两层。内层含较多的血管和膜细胞,外层含胶原纤维较多,还有少量平滑肌纤维(图 19-3)。

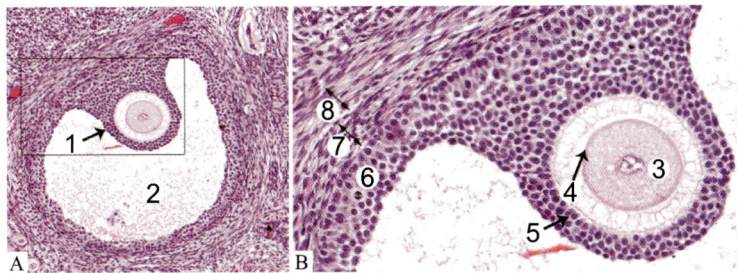

1—卵丘；2—卵泡腔；3—初级卵母细胞；4—透明带；5—放射冠；6—颗粒层；
7—卵泡膜内层；8—卵泡膜外层

图 19-3　次级卵泡

A. 低倍；B. 高倍

(4) 成熟卵泡(mature follicle):体积增大,直径可达 2 cm,并向卵巢表面突出。卵母细胞很大,卵泡腔非常大,颗粒层较薄,透明带增厚,卵丘与周围卵泡细胞之间出现裂隙,连接部变窄,准备排卵。但存在时间较短,不易切到。

(5) 闭锁卵泡(atretic follicle):退化的卵泡,可发生在卵泡发育的各个时期,故闭锁卵泡的结构不完全相同(图 19-4)。表现为卵母细胞形状不规则,核固缩或卵母细胞萎缩消失。透明带肿胀、扭曲。颗粒层细胞松散,脱落至卵泡腔。卵泡膜细胞增生、肥大。

(6) 间质腺:次级卵泡退化形成,卵泡膜细胞增大,呈多边形,胞质为空泡状,着色浅。卵泡膜细胞被结缔组织和血管分隔成的细胞团,即间质腺(图 19-4)。

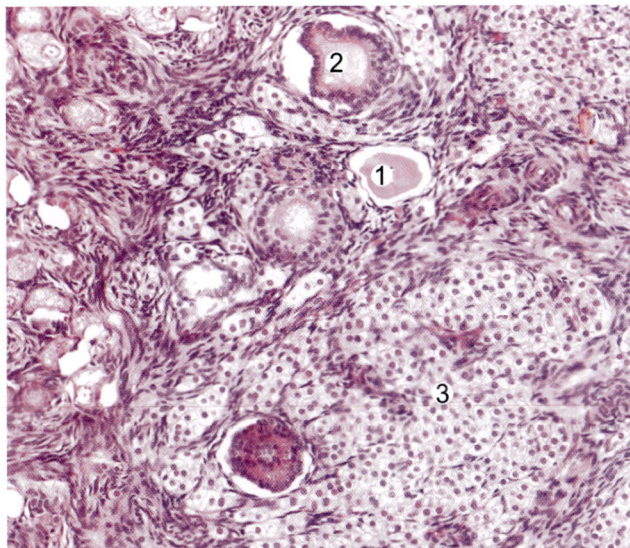

1—退化的原始卵泡；2—退化的初级卵泡；3—间质腺

图 19-4　闭锁卵泡(低倍)

二、黄体

材料与方法:猫卵巢,HE 染色。

1. 肉眼观 标本为卵圆形,其组织中有一较致密的粉红色团块,即为黄体(corpus luteum)。

2. 低倍镜 黄体位于卵巢皮质,外面有结缔组织包绕,与周围组织分界清楚。其内为密集成群的染成浅红色的细胞团(图 19-5A)。

3. 高倍镜 组成黄体的细胞有两种:颗粒黄体细胞多位于黄体的中央,体积大,染色浅,数量较多;膜黄体细胞位于周边,体积小,染色深,数量较少(图 19-5B)。

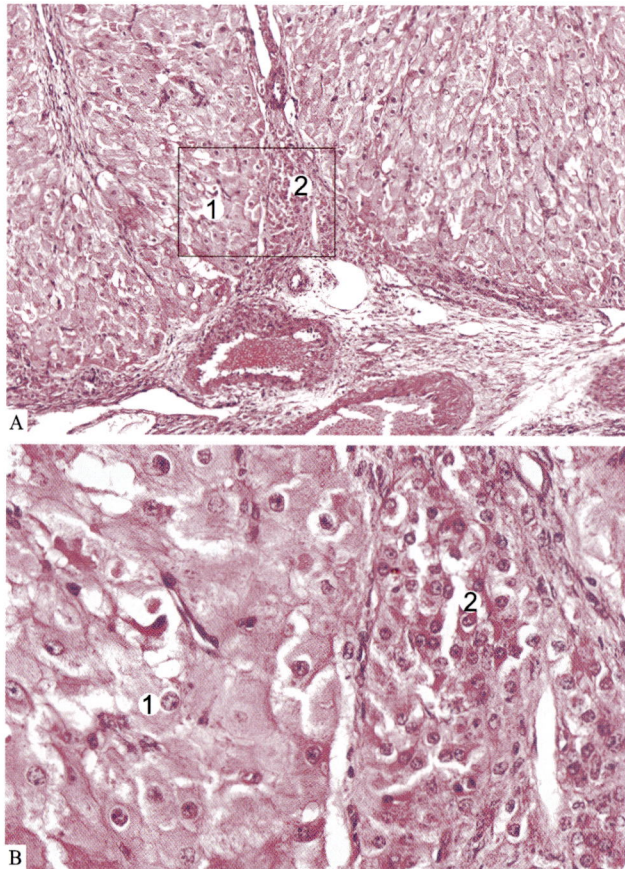

1—颗粒黄体细胞;2—膜黄体细胞

图 19-5 黄体

A. 低倍;B. 高倍

三、子宫

(一) 增生期子宫

材料与方法:人子宫体,HE 染色。

1. 肉眼观 表面染成紫蓝色的一层是黏膜,染成很厚的粉红色部分是肌层和外膜,有的标本仅取到内膜和部分肌层。

2. 低倍镜 辨识子宫(uterus)壁的内膜、肌层(图 19-6)和外膜。

(1) 内膜:内膜按功能可分为浅层的功能层和深层的基底层。由上皮和较厚的固有层构成。上皮为单层柱状上皮,固有层中可见一些管状腺的切面,为子宫腺(uterine gland)(图 19-7)。此外,可见小动脉横切面,为螺旋动脉(spiral artery)。

(2) 肌层:肌层很厚,分层不明显。

(3) 外膜:即浆膜,由间皮和间皮下薄层疏松结缔组织构成,常脱落。

3. 高倍镜 重点观察子宫内膜,子宫内膜按结构分为上皮和固有层。

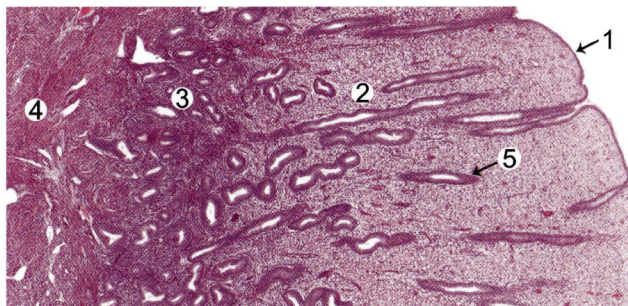

1—内膜上皮；2—内膜功能层；3—内膜基底层；4—肌层；5—子宫腺

图 19-6　增生期子宫（低倍）

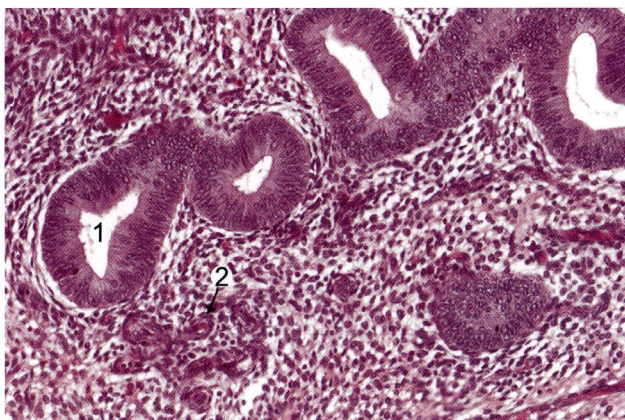

1—子宫腺；2—螺旋动脉

图 19-7　增生期子宫（中倍）

（1）上皮：为单层柱状上皮，以分泌细胞为主。

（2）固有层：含子宫腺和大量基质细胞。子宫腺为管状腺，较直，腺底部稍弯曲，腺腔小且无分泌物。基质细胞数量较多，呈梭形或卵圆形，细胞界限不清楚，胞核较大、呈卵圆形，染色较深。

（二）分泌期子宫

材料与方法：人子宫，HE 染色。

1. 肉眼观　标本为长方形，一端染成紫色，为内膜；其余染成红色，为肌层。

2. 低倍镜　首先分辨子宫壁三层。然后重点观察内膜层，注意与增生期进行对比。

内膜由单层柱状上皮和固有层组成。固有层结缔组织中含大量基质细胞和子宫腺。子宫腺的数量较多，且腺腔扩大、弯曲，并有分泌物（图 19-8）。螺旋动脉增多，呈螺旋状走行，切片中可见到较多螺旋动脉的横切面。

四、子宫颈

材料与方法：人子宫颈，HE 染色。

1. 肉眼观　切片平整的一端是子宫颈的切面；另一端较长的是阴道壁，较短而宽的部分是子宫颈伸入阴道的部分。

2. 低倍镜　重点观察黏膜。子宫颈黏膜表面形成许多皱襞，相邻皱襞之间的裂隙形成腺样隐窝，也称子宫颈腺。黏膜及子宫颈腺的上皮均为单层柱状上皮。子宫颈外口处上皮由单层柱状上皮变为复层扁平上皮（图 19-9A）。

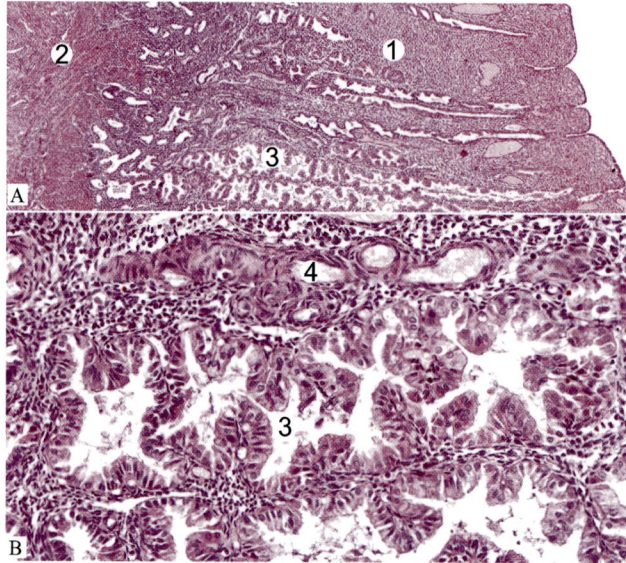

1—内膜；2—肌层；3—子宫腺；4—螺旋动脉

图 19-8　分泌期子宫

A. 低倍；B. 中倍

3. 高倍镜　辨认上皮骤变处（图 19-9B）。黏膜及子宫颈腺的上皮细胞为高柱状，以分泌细胞为主。

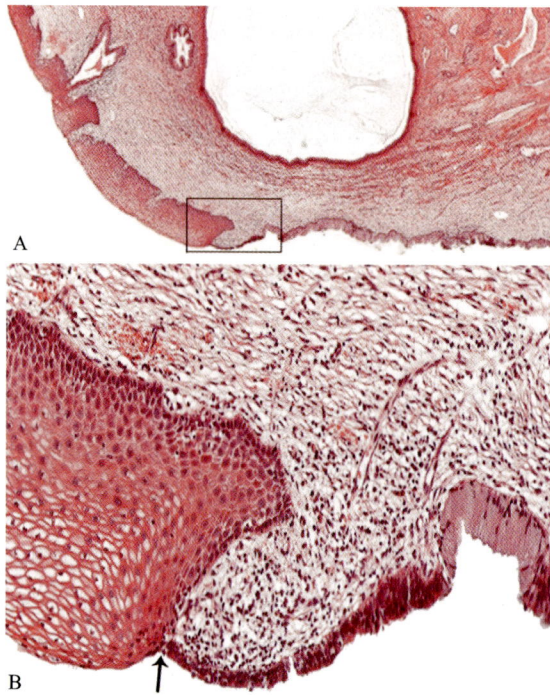

图 19-9　子宫颈

A. 低倍；B. 高倍；箭头示子宫颈外口上皮骤变处

五、输卵管

材料与方法：人的输卵管，HE 染色。

1. 肉眼观 输卵管横切面，腔小、不规则。

2. 低倍镜 输卵管（oviduct）管壁由黏膜、肌层、浆膜构成。黏膜形成许多有分支的皱襞。在壶腹部，皱襞高且分支多，使管腔极不规则，呈复杂的迷宫状（图 19-10A、B）；在峡部，皱襞矮且分支少。根据黏膜的特点可辨别输卵管壶腹部和峡部。此外，在壶腹部，平滑肌构成的肌层较薄，环形平滑肌明显，纵行平滑肌散在分布；在峡部，肌层厚，分内环和外纵两层。

3. 高倍镜

（1）黏膜：表面为单层柱状上皮，由纤毛细胞和分泌细胞组成，固有层为薄层疏松结缔组织（图 19-10C）。

（2）肌层：为内环、外纵两层平滑肌。

（3）外膜：为浆膜。

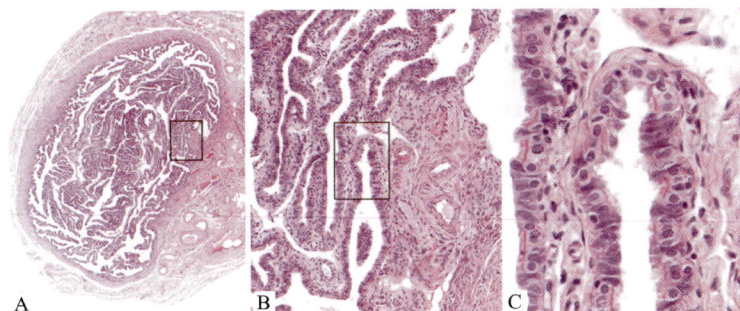

图 19-10 输卵管

A. 4 倍物镜；B. 黏膜（10 倍物镜）；C. 黏膜上皮（高倍）

六、阴道

材料与方法：人的阴道，HE 染色。

1. 肉眼观 组织的一侧高低不平，为黏膜。

2. 低倍镜 管壁由内向外分为黏膜、肌层和外膜（图 19-11A）。黏膜由上皮和固有层组成，上皮较厚。肌层较薄。外膜为富含弹性纤维的致密结缔组织，内有丰富的静脉丛、淋巴管和神经。

3. 高倍镜 上皮为未角化的复层扁平上皮，固有层有丰富的毛细血管和弹性纤维（图 19-11B）。

七、乳腺

（一）静止期乳腺

材料与方法：人的乳腺，HE 染色。

1. 肉眼观 标本为乳腺中的一小部分，着蓝紫色的团块为乳腺小叶。

2. 低倍镜 静止期乳腺（mammary gland）大部分为结缔组织。可含脂肪细胞。乳腺小叶较分散，小叶由腺泡、导管及疏松结缔组织组成。小叶间为结缔组织，内含小叶间导管，腺泡较少，难以与导管区分（图 19-12A）。

3. 高倍镜 小叶内腺泡稀少，腺腔狭窄或不明显，与小叶内导管难以分辨（图 19-12B）。

Note

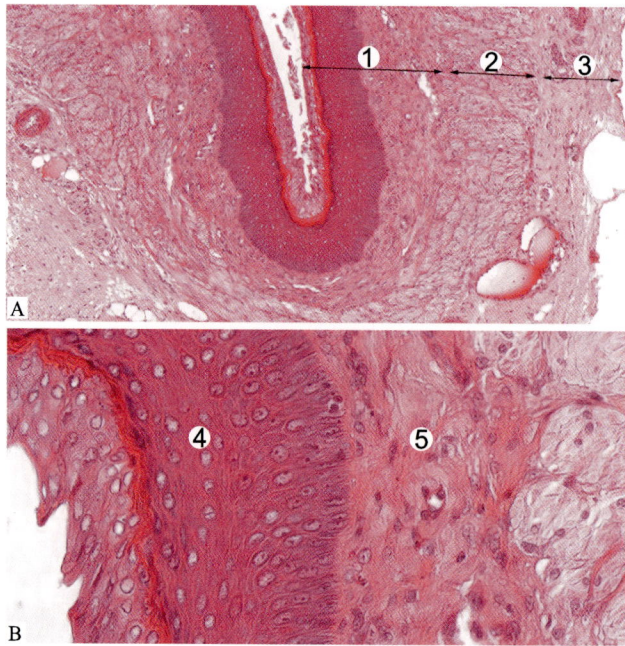

1—黏膜；2—肌层；3—外膜；4—黏膜上皮；5—黏膜固有层

图 19-11 阴道

A. 低倍；B. 黏膜（高倍）

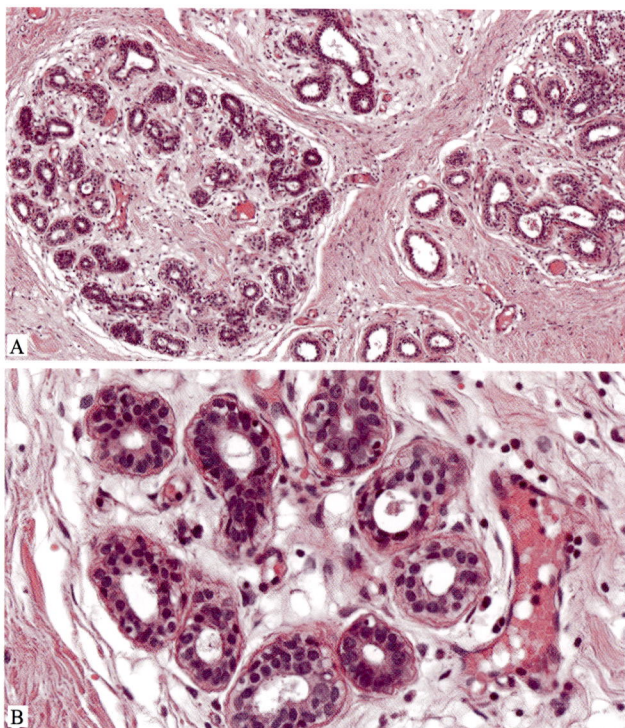

图 19-12 静止期乳腺

A. 低倍；B. 高倍

(二) 活动期乳腺

材料与方法:人的乳腺,HE 染色。

1. 肉眼观 标本为乳腺的一小部分,被分隔为若干小叶,小叶内有粉红色圆块,此为腺泡腔内的乳汁。

2. 低倍镜 乳腺小叶体积较大,结缔组织较少,小叶界限明显,小叶内的腺泡较多,腺泡腔扩大,可见红色的均质物,此由乳汁蛋白酶凝固而形成(图 19-13A)。

3. 高倍镜 腺泡由单层上皮围成。有的腺泡内有大量染成红色的乳汁,有的含不规则的脂滴小泡。腺上皮呈扁平状或立方状;有的腺腔内无乳汁,腺上皮呈高柱状(图 19-13B)。

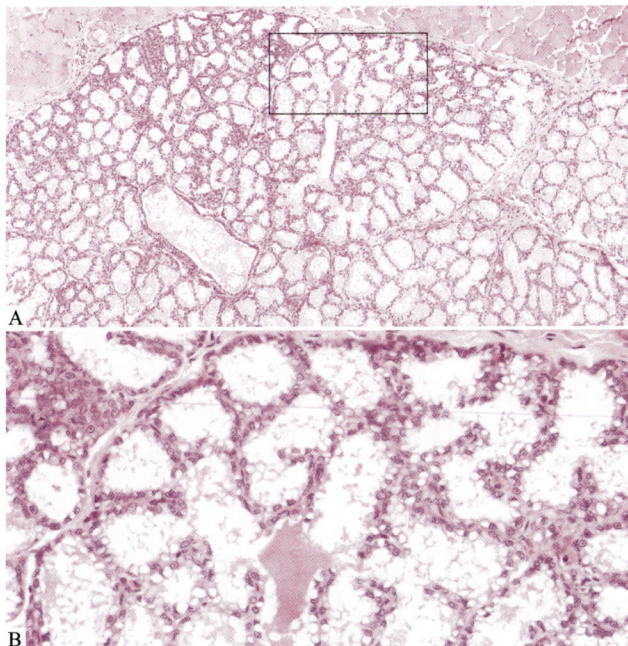

图 19-13 活动期乳腺
A. 低倍;B. 高倍

；

▶▶ 思考题

1. 观察下图,写出箭头 1 和 2 所示的结构名称,以及星号所示细胞的名称。

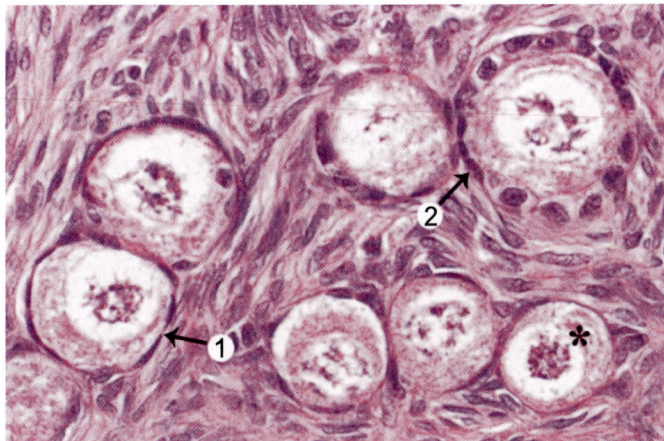

HE 染色(高倍)

2. 观察下图，写出器官名称以及箭头所示的结构名称。

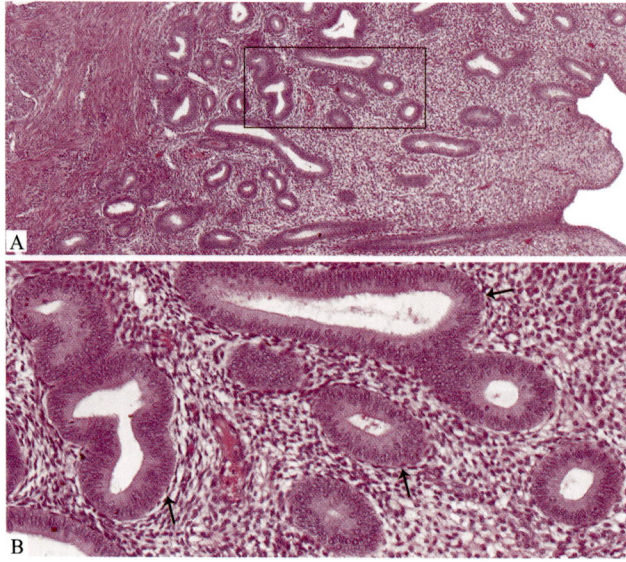

HE 染色

A. 低倍；B. 高倍

▶▶ 知识链接

HPV 疫苗。

（吴　喆）

Note

第二十章　胚胎发生总论

1. 素质目标

（1）了解胚胎早期发育的调控机制，激发探究生命奥秘的兴趣。

（2）培养尊重生命和热爱生命的职业素养。

2. 能力目标

（1）借助模型描述胚前期和胚期发生过程。

（2）熟悉常见的先天畸形以及导致畸形的危险因素。

3. 知识目标

（1）掌握受精和胚泡植入的过程。

（2）理解胚层形成和三胚层分化的过程。

（3）熟悉胎盘和胎盘的结构。

实 验 内 容

精子与卵子结合形成受精卵，这是胚胎发育的起点。从受精卵形成到胎儿出生，历时约 266 天，分为胚前期、胚期和胎期三个阶段。

一、胚前期发育

（一）卵裂

观察模型（图 20-1），学习卵裂的特点。排卵前 36～48 h，初级卵母细胞完成第一次减数分裂，并开始第二次减数分裂，停止在第二次减数分裂的中期。因此，排出的卵细胞处于第二次减数分裂的中期。当精子进入后，卵细胞很快完成第二次减数分裂，形成一个成熟的卵子和一个极体。受精卵形成后迅速启动有丝分裂，即卵裂（cleavage），产生的子细胞称为卵裂球（blastomere）。人胚在受精后大约 30 h 完成第一次卵裂，形成 2 个卵裂球，称为 2 细胞期；受精后第 3 天，卵裂球数为 16 个左右，因形似桑葚而称为桑葚胚（morula）（图 20-1C）。

（二）胚泡形成

观察模型（图 20-2），学习胚泡的形成，受精后第 4 天，卵裂球数不断增多，当达到 100 多个时，细胞之间出现许多小腔隙，它们逐渐融合成一个大腔，形成囊泡状的胚，称为胚泡（blastocyst）。胚泡中央的腔称为胚泡腔（blastocyst cavity），腔内含有液体。胚泡的细胞分化为两个部分，包绕胚泡腔的部分为单层扁平细胞，称为滋养层（trophoblast）；聚集在胚泡一侧的成团细胞为内细胞群（inner cell mass），是未来形成胚体的原基。紧贴内细胞群侧的滋养层称为极端滋养层（polar trophoblast）。

Note

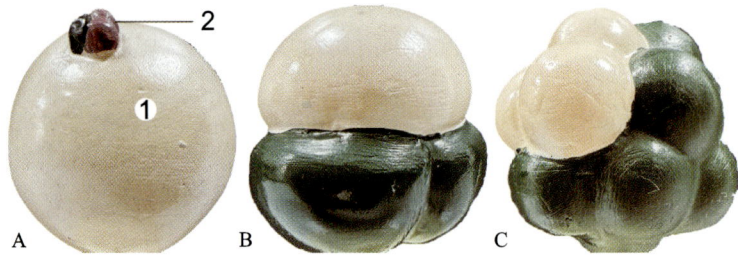

1—受精卵；2—极体

图 20-1 卵裂

A.受精卵；B.卵裂球；C.桑葚胚

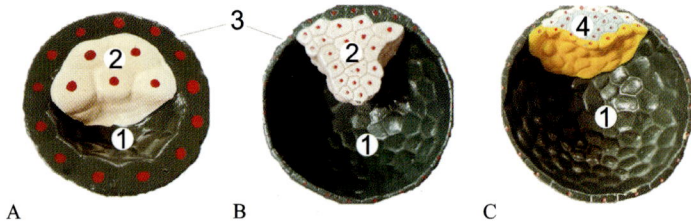

1—胚泡腔；2—内细胞群；3—滋养层细胞；4—内细胞群分化

图 20-2 胚泡

A～C 示内细胞群的变化

(三) 植入

观察模型(图 20-3),理解胚泡植入过程中胚和子宫内膜的结构变化。胚泡逐渐埋入子宫内膜的过程称为植入(implantation)。植入在受精后第 5～6 天开始,第 11～12 天完成。胚泡植入的部位通常在子宫体部或底部的内膜中,多见于子宫后壁。植入时,胚泡的极端滋养层逐渐接触并黏附于子宫内膜。滋养层细胞逐渐增生,并分化成为两层。外层细胞界限不清楚,称为合体滋养层(syncytiotrophoblast);内层细胞界限清楚,呈立方状,排列整齐,称为细胞滋养层(cytotrophoblast)。不断增厚的合体滋养层细胞之间逐渐出现腔隙,形成滋养层陷窝(trophoblastic lacuna)。子宫内膜内的小血管被合体滋养层侵蚀而破裂,母体的血液进入滋养层陷窝,为胚胎发育提供营养(图 20-3B、C)。

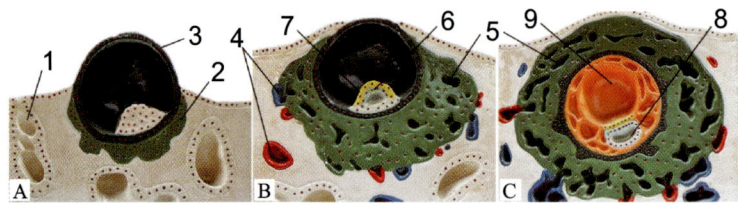

1—子宫腺；2—合体滋养层；3—细胞滋养层；4—子宫血管；5—滋养层陷窝；
6—上胚层；7—下胚层；8—羊膜腔；9—卵黄囊

图 20-3 胚泡植入子宫内膜的过程

A.植入早期(第 7～8 天);B.植入中期(第 9～10 天);C.植入晚期(第 11～12 天)

胚泡植入后,子宫内膜进一步增厚,血液供应更加丰富,腺体分泌更加旺盛,基质水肿;基质细胞肥大,分化成多边形的蜕膜细胞,细胞质内富含糖原和脂滴。子宫内膜的这种变化称为蜕膜反应。此时的子宫内膜功能层称为蜕膜(decidua),将在分娩时脱落。胚泡植入后,根据胚泡与蜕膜相对位置的不同,蜕膜可分为 3 部分:①胚泡与子宫肌层之间的蜕膜,称为基蜕膜(decidua

Note

basalis)，参与胎盘的形成；②覆盖在胚泡子宫腔侧的蜕膜，称为包蜕膜(decidua capsularis)；③子宫壁其余部分的蜕膜，称为壁蜕膜(decidua parietalis)。随着胚体的发育，子宫腔逐渐减小，包蜕膜和壁蜕膜逐渐融合，后逐渐变薄退化。

（四）二胚层胚盘的发生

观察模型（图 20-4），学习二胚层胚盘的形成以及胚外中胚层的发生。受精后第 7、8 天，内细胞群细胞不断分裂增殖，分化为上、下胚层。靠近胚泡腔一侧的细胞逐渐形成一层整齐的立方形细胞，称为下胚层（hypoblast）。下胚层上方的细胞分化形成一层柱状细胞，称为上胚层（epiblast）。上、下胚层紧密相贴，外形呈椭圆形的盘状，故称为二胚层胚盘(bilaminar germ disc)（图 20-4A）。

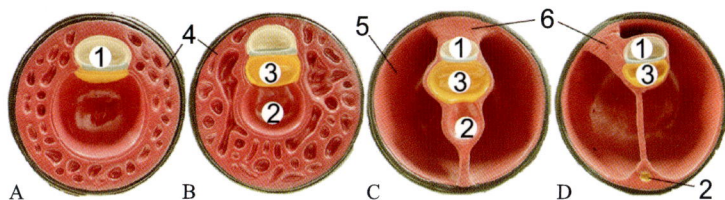

1—羊膜腔；2—初级卵黄囊；3—次级卵黄囊；4—胚外中胚层；5—胚外体腔；6—体蒂

图 20-4　二胚层胚盘和胚外中胚层的形成
A～D示卵黄囊和胚外体腔的演变

（五）羊膜腔和卵黄囊的形成

二胚层胚盘形成的同时，上胚层细胞之间出现了一个小腔隙，称为羊膜腔(amniotic cavity)，其内充满液体（即羊水）。与细胞滋养层相邻的一层扁平状上胚层细胞，称为成羊膜细胞，可形成羊膜。羊膜的周缘与上胚层相连共同围成囊状结构，称为羊膜囊，上胚层构成羊膜囊的底。下胚层边缘的细胞增生并沿细胞滋养层内面向下迁移，形成一层扁平细胞，与下胚层共同构成一个囊，称为初级卵黄囊，下胚层即为卵黄囊的顶。与此同时，胚泡腔内出现松散分布的星状多突的间充质细胞和细胞外基质，称为胚外中胚层(extraembryonic mesoderm)（图 20-4A，B）。至受精后第 2 周末，在胚外中胚层内也出现了一些小的腔隙，并逐渐融合成一个大腔，称为胚外体腔（图 20-4C）。覆盖于羊膜囊、卵黄囊外表面的胚外中胚层称为胚外脏壁中胚层，覆盖于细胞滋养层内表面的为胚外体壁中胚层。此外，下胚层的细胞增生、向下迁移，形成次级卵黄囊，初级卵黄囊逐渐萎缩退化（图 20-4C、D）。羊膜囊、卵黄囊外少量的胚外中胚层连接胚盘与滋养层，这部分胚外中胚层称为体蒂(body stalk)，参与脐带的形成。

二、胚期发育

（一）三胚层胚盘的发生

观察模型（图 20-5、图 20-6），学习三胚层胚盘的形成过程。受精后第 3 周，上胚层部分细胞增殖，并迁移至尾端中轴线处，聚集形成一条纵行的细胞索，称为原条(primitive streak)（图 20-5、图 20-6A）。原条的背侧中央出现一条浅沟，称为原沟。原条头端的细胞迅速增生，略膨大，形成一个结节状结构，称为原结(primitive node)。原结的背侧中央出现一凹陷，称为原凹。原沟底部的上胚层细胞在上、下胚层之间呈翼状扩展迁移，一部分细胞进入下胚层，并逐渐全部置换下胚层细胞，形成一层新的细胞，称为内胚层(endoderm)；另一部分细胞则在上胚层与新形成的内胚层之间扩展，逐渐形成中胚层(mesoderm)。内胚层和中胚层出现之后，原上胚层改称为外胚层(ectoderm)，至此，二胚层胚盘演变成头端大、尾端小、呈椭圆形的三胚层胚盘（图 20-5）。

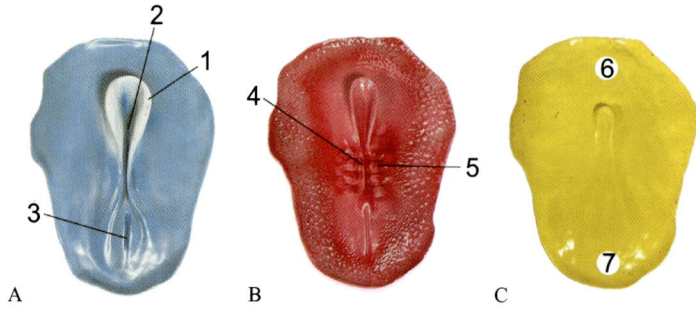

1—神经褶；2—神经沟；3—原条；4—轴旁中胚层；5—体节；6—口咽膜；7—泄殖腔膜

图 20-5 三胚层胚盘

A. 外胚层；B. 中胚层；C. 内胚层

（二）脊索的发生

原结的细胞增殖，并从原凹处向下、向头端迁移，在上、下胚层之间形成一条单独的细胞索，称为脊索(notochord)(图 20-6B)。在脊索的头端和原条的尾端各有一个无中胚层的圆形小区，在此处内、外胚层直接相贴，呈薄膜状，分别称为口咽膜(oropharyngeal membrane)和泄殖腔膜(cloacal membrane)。脊索形成后逐渐向尾端延伸，同时原条逐渐向尾端退缩，最后完全消失。

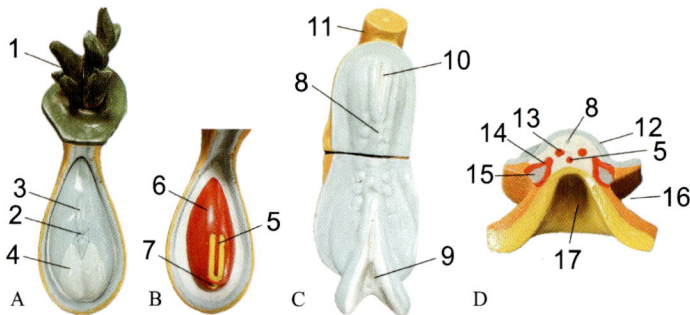

1—绒毛；2—原结；3—原条；4—神经板；5—脊索；6—中胚层；7—口咽膜；8—神经管；
9—前神经孔；10—后神经孔；11—体蒂；12—表面外胚层；13—轴旁中胚层；14—侧中胚层；
15—胚内体腔；16—胚外体腔；17—内胚层

图 20-6 三胚层的发生和分化

A. 神经板发生；B. 脊索和中胚层；C. 神经管；D. 胚体(20 天)横切面

（三）三胚层的分化

1. 外胚层的分化 脊索诱导其背侧的外胚层细胞增殖形成细胞板，称为神经板(neural plate)(图 20-6A)。神经板中央沿胚体纵轴凹陷形成神经沟(neural groove)。神经沟两侧的边缘隆起，称为神经褶(neural fold)。人胚发育第 3 周末，神经沟加深，神经褶在中部逐渐愈合并向头尾延伸形成管状，在头、尾两端各留有一个孔，分别为前、后神经孔，它们在第 4 周闭合形成神经管(neural tube)(图 20-6B、C)。神经管头端膨大，形成脑的原基，将来发育为脑；神经管后部分形成脊髓。神经管形成时，神经褶与外胚层相连处的细胞与神经管分离，在神经管的背外侧形成两条纵行的细胞索，称为神经嵴(neural crest)。神经嵴的细胞将来分化为周围神经系统的脑神经节、脊神经节、交感神经节、副神经节、神经、肾上腺髓质、神经内分泌细胞等结构。其余的外胚层称为表面外胚层，主要分化为皮肤的表皮及其附属器，以及牙釉质、晶状体等。

2. 中胚层的分化 中胚层首先分化为 3 部分，由内向外依次为轴旁中胚层、间介中胚层和侧中胚层(图 20-6D)。中胚层细胞通常先形成间充质细胞，而后分化为各种结缔组织、肌组织和血管等。

（1）轴旁中胚层（paraxial mesoderm）：脊索两侧的细胞索称为轴旁中胚层，随后断裂成团块状，称为体节（somite）。体节将分化为脊柱、背侧皮肤真皮和骨骼肌。脊索诱导形成神经管后逐渐退化，形成椎间盘内的髓核。

（2）间介中胚层（intermediate mesoderm）：位于轴旁中胚层与侧中胚层之间，为泌尿、生殖器官的原基。

（3）侧中胚层（lateral mesoderm）：位于中胚层最外侧的部分，胚内体腔将侧中胚层分为体壁中胚层和脏壁中胚层。体壁中胚层为浆膜壁层、体壁骨骼和骨骼肌的原基。脏壁中胚层为浆膜脏层、内脏平滑肌和结缔组织的原基。胚内体腔分化为心包腔、胸膜腔和腹膜腔。

3. 内胚层的分化 在人胚圆柱形胚体形成的同时，内胚层卷入体内，形成原始消化管。原始消化管是消化系统和呼吸系统的原基，主要分化为这些系统的上皮，其头端以口咽膜封闭，尾端以泄殖腔膜封闭，中部与卵黄囊相通。

4. 胚胎外形的形成 随着三胚层的分化，胚盘边缘向腹侧卷折形成头褶、尾褶和左、右侧褶，扁平形胚盘逐渐变为圆柱形的胚体，胚体头尾方向的生长速度快于左右侧，头端由于脑和颜面器官的发生，故其生长速度又快于尾端，因而胚盘卷折为头大尾小的圆柱形胚体。至第8周末，胚体外表已可见眼、耳、鼻及四肢，初具人形（图20-7）。

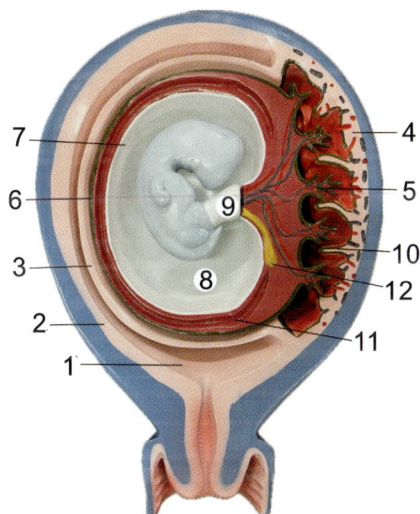

1—子宫腔；2—壁蜕膜；3—包蜕膜；4—基蜕膜；5—丛密绒毛膜；6—平滑绒毛膜；
7—羊膜；8—羊膜腔；9—脐带；10—胎盘隔；11—胚外体腔；12—卵黄囊

图 20-7　胎儿、胎盘和子宫的位置关系（胎儿侧面观）

三、胎膜和胎盘

（一）胎膜

观察模型（图 20-7）辨认胎膜、胎盘和子宫蜕膜。胎膜包括绒毛膜、羊膜、卵黄囊、尿囊和脐带。

1. 绒毛膜 由滋养层和衬于其内的胚外中胚层组成。胚胎早期，整个绒毛膜表面的绒毛均匀分布，由于包蜕膜侧血供匮乏，绒毛逐渐退化、消失，形成表面无绒毛的平滑绒毛膜。基蜕膜侧的血供充足，该处绒毛反复发出分支，生长茂密，称为丛密绒毛膜，它与基蜕膜一起组成胎盘。

2. 羊膜 羊膜细胞和胚外中胚层一起构成半透明薄膜，其内充满羊水。

3. 卵黄囊 位于原始消化管的腹侧。人胚胎卵黄囊被包入脐带后，其与原始消化管相连的部分相对狭窄，称卵黄蒂，卵黄蒂于第6周闭锁，卵黄囊逐渐退化。

4. 尿囊　卵黄囊的尾端向体蒂内伸出一个盲管，为尿囊。

5. 脐带　连接脐部和胎盘的条索状结构。随着胚体的卷折，羊膜囊完全包裹整个胚体，将体蒂、卵黄囊、尿囊等包裹形成的带状结构为脐带。其外表面覆盖羊膜。在胚胎发育的不同时期，脐带的结构也有所差异。胚胎早期，脐带内含有卵黄囊、尿囊、结缔组织等结构，而发育到胚胎晚期，脐带内的卵黄囊和尿囊消失，其组成结构包括黏液性结缔组织、两条脐动脉和一条脐静脉。

（二）胎盘

胎盘（placenta）是胎儿的丛密绒毛膜与母体的基蜕膜共同组成的圆盘状结构（图 20-7）。胎儿面光滑，有羊膜覆盖。母体面粗糙，为剥离后的基蜕膜，可见浅沟分割的胎盘小叶。胎盘的垂直切面可见绒毛干发出许多分支，其内有脐血管的分支，绒毛之间为绒毛间隙；基蜕膜伸入绒毛间隙，形成胎盘隔，将胎盘分为 15～30 个胎盘小叶。胎儿血和母体血在胎盘内进行物质交换的结构为胎盘屏障，早期由合体滋养层、细胞滋养层、基膜、薄层绒毛内结缔组织、毛细血管基膜和内皮构成；后期主要由绒毛内毛细血管内皮、薄层合体滋养层及两者的基膜构成，有利于物质交换。

四、相关畸形

1. 无脑儿　正常的情况下，前神经孔在受精后第 25 天左右闭合。若此时该神经孔未闭合，则脑不能发育而形成无脑儿，常伴随颅骨发育不全。它是神经系统最常见的一种严重畸形。

2. 脊髓脊柱裂　正常情况下，后神经孔在受精后第 27 天左右闭合。

3. 连体双胎　在单卵孪生发生过程中，当一个胚盘出现两个原条，每一个原条发育为一个胚胎时，若两个原条靠得较近，两个胚胎可能发生局部相连，此现象称为连体双胎。对称型连体双胎形式多样，如头连双胎、胸连双胎、腹连双胎、臀连双胎等。若两个胚胎一大一小则为不对称型连体双胎。小者发育不全可形成寄生胎；如果小的胚胎被包裹在大的胎体内，则形成胎中胎。

▶▶ 思考题

观察人胚 20 天纵切面模型，写出图中各结构的名称。

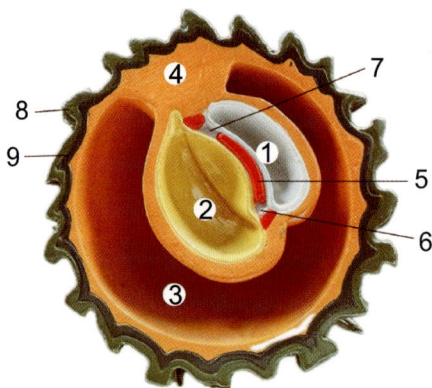

人胚 20 天纵切面模型

▶▶ 知识链接

人类辅助生殖技术。

（王冬梅　叶翠芳）

第二十一章　颜面的发生

🔵 **学习目标**

1. **素质目标**　推进优生优育的健康宣教,讲解常见颜面畸形的形成原因。
2. **能力目标**　理解唇裂、腭裂等颜面畸形的发病机制。
3. **知识目标**
(1) 掌握颜面形成过程及常见的畸形。
(2) 掌握腭的发生过程及常见的畸形。
(3) 了解舌和牙的发生。

🔵 **实验内容**

一、颜面的发生

观察颜面发生的模型(图 21-1)。人类颜面的形成始于胚胎发育第 4～5 周。额鼻突,左、右上颌突,左、右下颌突 5 个突起围成一个中央凹陷,称为口凹(stomodeum),即原始口腔。第 4 周末,额鼻突(frontonasal prominence)左、右下缘局部表面外胚层增生,各形成一个圆盘状的突起,称为鼻板(nasal placode)。第 5 周,鼻板向原始口腔凹陷,形成鼻窝(nasal pit)。每个鼻窝两侧的隆起分别为内侧鼻突(median nasal prominence)和外侧鼻突(lateral nasal prominence)。第 5～6 周,两侧的内侧鼻突、外侧鼻突逐渐向中线的方向生长。至第 7 周,两侧的内侧鼻突融合,形成上唇正中部和人中。两侧的外侧鼻突形成鼻侧壁和鼻翼。额鼻突向唇的方向生长,分别形成前额、鼻梁和鼻尖。左、右上颌突向中线方向生长并分别与内侧鼻突、外侧鼻突融合。上颌突与内侧鼻突融合后形成上唇,与外侧鼻突融合后形成鼻泪管和颊。左、右下颌突则在中线融合后形成下唇。第 8 周末,胚胎颜面初具人貌。

二、腭的发生

观察模型(图 21-2),腭的发生从第 5 周开始,第 12 周完成,主要来自一个正中腭突和两个外侧腭突。左、右内侧鼻突愈合处(即人中)的内侧面间充质增生,向原始口腔内形成一个短而小的突起,称为正中腭突(median palatine process)。该突起形成腭前端的一小部分,左、右上颌突内侧的间充质增生,向原始口腔内各形成一个扁平的膜状突起,即外侧腭突(lateral palatine process)。外侧腭突呈水平方向生长,并最终在中线处融合。

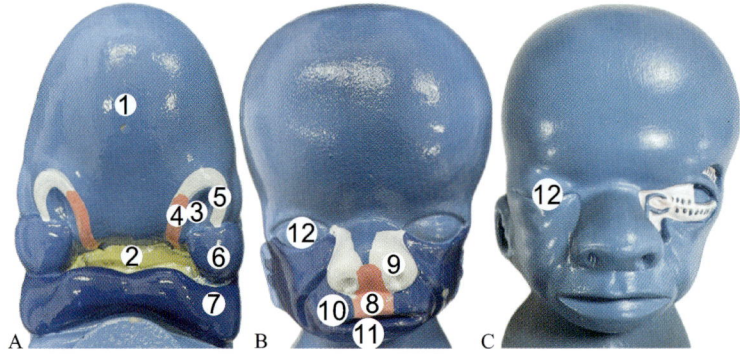

1—额鼻突；2—口凹；3—鼻窝；4—内侧鼻突；5—外侧鼻突；6—上颌突；7—下颌突；
8—人中；9—鼻翼；10—上唇；11—下唇；12—眼

图 21-1 颜面的发生(腹面观)

A. 第 5 周；B. 第 7 周；C. 第 8 周

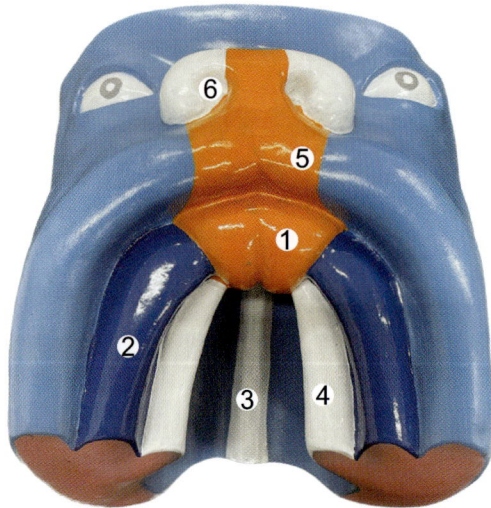

1—正中腭突；2—外侧腭突；3—鼻中隔；4—鼻甲；5—上唇；6—鼻孔

图 21-2 腭的发生

三、颜面发生的先天畸形

1. 唇裂 唇裂(cleft lip)是最常见的先天畸形，多发生于上唇，是由上颌突与同侧的内侧鼻突未融合所致，故裂沟位于人中外侧。唇裂多为单侧，也可见双侧唇裂及上唇或下唇的正中唇裂。若内侧鼻突发育不良导致人中缺损，则可出现正中宽大唇裂，但少见。

2. 腭裂 腭裂(cleft palate)因两侧的外侧腭突未在正中线融合或融合不全，或是外侧腭突未与正中腭突融合所致。腭裂有单侧前腭裂、双侧前腭裂、正中腭裂及全腭裂。腭裂常伴有唇裂。

3. 面斜裂 面斜裂(oblique facial cleft)为面部的少见畸形，位于眼内眦与口角之间，是因上颌突与同侧的外侧鼻突未融合所致。面斜裂常伴有唇裂。

▶▶ 思考题

观察下图,写出该患儿所患畸形的名称并思考其形成原因。

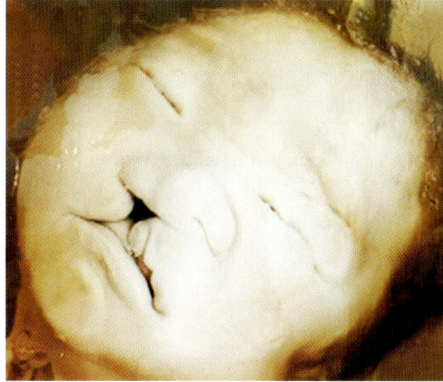

颜面畸形

▶▶ 知识链接

唇裂。

思考题解析

知识链接

(张连双)

Note

第二十二章　消化系统和呼吸系统的发生

学习目标

1. 素质目标　了解消化系统和呼吸系统常见畸形的原因,宣教优生优育。

2. 能力目标

(1) 分析消化管管壁各层的胚层来源。

(2) 基于消化系统发生的机制,解释消化管在腹腔内的大体定位及其与肝脏和胰腺的解剖学位置关系。

(3) 理解新生儿肺透明膜病的发病原因。

3. 知识目标

(1) 掌握原始消化管的形成以及前肠、中肠和后肠的发生与分化。

(2) 理解生理性脐疝的形成过程。

(3) 熟悉肝脏和胰腺的发生。

(4) 熟悉呼吸系统的发生。

实验内容

一、消化系统的发生

(一) 原始消化管的发生

在人胚发育的第 3～4 周,随着头褶、侧褶和尾褶的形成,胚体卷折成圆柱状。卵黄囊顶部的内胚层被卷入胚体内,形成原始消化管(primitive digestive tube)。观察模型(图 22-1),辨认原始消化管的三段:前肠(foregut)、中肠(midgut)和后肠(hindgut)。前肠分化成为咽、食管、胃和十二指肠的上段、肝、胆、胰和呼吸系统喉以下的部分。中肠分化为十二指肠中段到横结肠右 2/3 部分的肠管;后肠分化为从横结肠的左 1/3 至肛管上段部分的肠管。原始消化管的头端膨大形成原始咽,以口咽膜封闭;后肠的尾端膨大形成泄殖腔,与肛凹相对处由泄殖腔膜封闭。

(二) 咽和咽囊的演变

观察模型(图 22-2),辨认原始咽的结构。原始咽起自口咽膜,止于喉气管憩室起始部,呈左右宽、腹背窄、头端宽、尾端窄的扁漏斗形,是消化道与呼吸道的共同通道。第 4 周口咽膜破裂,咽与原始口、鼻腔相通。原始咽侧壁有 5 对向外膨出的咽囊,经鳃膜与其外侧的 5 对鳃沟相对(图 22-2)。随着胚胎的发育,咽囊分别演化形成一些重要器官。

1. 第 1 对咽囊　伸长缩窄演化为咽鼓管,末端膨大演化为中耳鼓室。第一鳃膜分化为鼓膜,第一鳃沟形成外耳道。

2. 第 2 对咽囊　演化为腭扁桃体隐窝,其内胚层分化为扁桃体表面上皮。上皮下的间充质

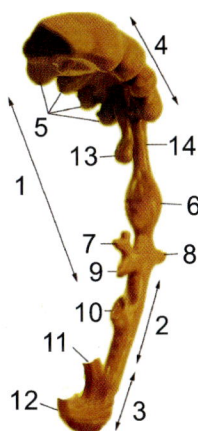

1—前肠；2—中肠；3—后肠；4—原始咽；5—咽囊；6—胃；7—肝憩室；8—背胰芽；9—腹胰芽；
10—卵黄囊；11—尿囊；12—泄殖腔；13—喉气管憩室；14—食管

图 22-1 原始消化管(侧面观)

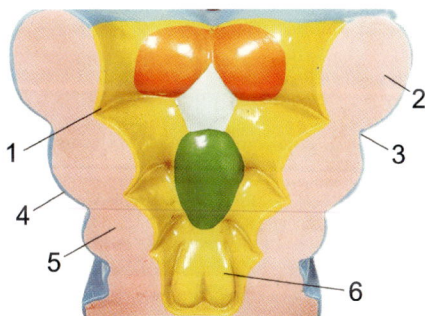

1—咽囊；2—鳃弓；3—鳃沟；4—外胚层；5—间充质组织；6—喉气管憩室

图 22-2 原始咽(腹侧面观)

分化为网状组织,淋巴细胞迁移到此处并大量增殖。

3. 第 3 对咽囊 腹侧份细胞增生形成两条细胞索,向胚体尾侧延伸,其尾段在胸骨柄后方合并,形成胸腺原基。内胚层细胞分化为胸腺上皮细胞,淋巴性造血干细胞增殖分化为胸腺细胞。背侧份细胞增生,随胸腺原基迁移至甲状腺原基背侧下方,分化为下 1 对甲状旁腺。

4. 第 4 对咽囊 背侧份细胞增生并迁移至甲状腺背侧,分化为上 1 对甲状旁腺。

5. 第 5 对咽囊 形成很小的细胞团,称后鳃体,后鳃体的部分细胞迁入甲状腺原基,分化为滤泡旁细胞。

（三）食管和胃的发生

观察模型(图 22-1、图 22-3),辨认食管。人胚第 4 周时,原始咽尾侧的一段原始消化管逐渐发育为食管,随着颈和胸部器官的发育,食管也迅速增长。其内表面上皮由单层增生为复层,使管腔变得极为狭窄甚至一度闭锁。随着胚胎的发育,约在第 8 周,过度增生的上皮凋亡退化,管腔重新出现,上皮周围的间充质则分化为食管壁的结缔组织和肌组织。

仔细观察模型(图 22-1、图 22-3 和图 22-4),辨认不同发育阶段的胃。人胚第 4～5 周时,在食管尾端前肠出现一梭形膨大,即胃的原基(图 22-1),以背系膜和腹系膜与体壁相连(图 22-3、图 22-4)。胃的背侧缘生长较快,形成胃大弯;腹侧缘生长较慢,形成胃小弯;第 7～8 周时,胃大弯的头端膨大形成胃底。胃背系膜生长迅速,凸向左侧形成网膜囊,胃大弯由背侧转向左侧,胃小弯则由腹侧转向右侧,沿胚体纵轴顺时针旋转 90°(图 22-4B)。肝的迅速发育使胃的头端被推向左

Note

141

侧,胃的尾端因十二指肠贴于腹后壁而被固定,胃由原来的垂直位变成左上至右下的斜行位(图22-4C)。

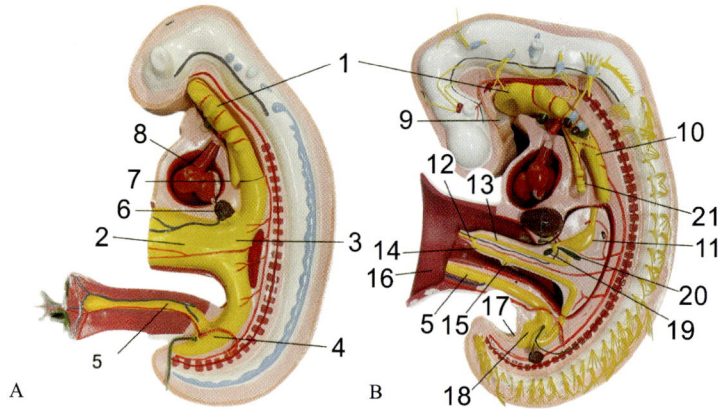

1—原始咽;2—卵黄囊;3—中肠;4—后肠;5—尿囊;6—肝憩室;7—喉气管憩室;8—原始心脏;
9—口咽膜;10—食管;11—胃;12—卵黄蒂;13—中肠袢头支;14—中肠袢尾支;15—盲肠突;
16—脐腔;17—泄殖腔膜;18—泄殖腔;19—腹胰芽;20—背胰芽;21—肺芽

图 22-3　原始消化管的分化(侧面观)
A. 人胚第 4～5 周;B. 人胚第 6 周

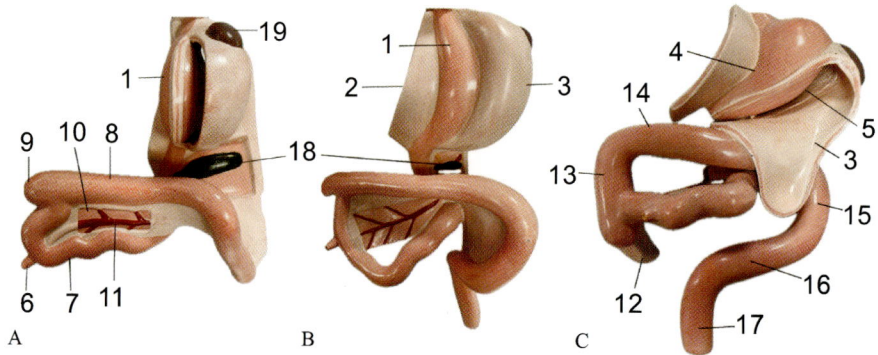

1—胃;2—腹系膜;3—网膜囊;4—胃小弯;5—胃大弯;6—卵黄蒂;7—中肠袢头支;8—中肠袢尾支;
9—盲肠突;10—肠系膜;11—肠系膜上动脉;12—阑尾;13—升结肠;14—横结肠;
15—降结肠;16—乙状结肠;17—直肠

图 22-4　胃和肠的发生
A. 中肠袢旋转(侧面观);B. 胃旋转和中肠袢退回腹腔(腹面观);C. 中肠和后肠的分化(腹面观)

(四) 肠的发生

观察模型(图 22-1、图 22-3 和图 22-4),理解肠的发生过程,注意中肠袢的形成和旋转。人胚第 4 周时,中肠形成一条与胚长轴平行的直管(图 22-1、图 22-3A)。由于肠的生长速度比胚体快,使肠管形成一凸向腹侧的"U"形弯曲,称中肠袢(midgut loop),其顶端与卵黄蒂相连,以卵黄蒂为界,将中肠袢分为头支和尾支(图 22-3B、图 22-4A)。尾支近卵黄蒂处有一突起,称为盲肠突(caecal swelling),为盲肠和阑尾的原基,是小肠和大肠的分界线。

人胚第 6 周时,中肠袢迅速生长,肝、肾增大,腹腔容积相对较小,导致中肠袢突入脐带内的胚外体腔,即脐腔(umbilical coelom)(图 22-3B),形成生理性脐疝。中肠袢在脐腔中继续生长,同时以肠系膜上动脉为轴逆时针旋转 90°(腹面观),使中肠袢由矢状面转向水平面,头支由上方转至右侧,尾支由下方转至左侧。人胚第 10 周时,腹腔增大,中肠袢从脐腔退回腹腔,头支在先,尾支在后,继续逆时针旋转 180°,使头支转至左侧,位于腹腔中部,演化为空肠和回肠的大部分,尾支转至右侧,位于腹腔周边,形成回肠末段至横结肠的右 2/3 部分(图 22-4B)。盲肠突起初位于肝的下方,随肝的增大,后降至右髂窝,升结肠随之形成。中肠退回腹腔时,将后肠推向左侧,形成横结肠的左 1/3 部分及降结肠,降结肠尾段移向中线,形成乙状结肠。盲肠突的近端发育为盲肠,远端形成阑尾(图 22-4C)。

后肠末段膨大为泄殖腔,腹侧与尿囊相连,末端以泄殖腔膜封闭(图 22-3、图 22-5A)。人胚第 4~7 周,尿囊与后肠之间的间充质增生形成突入泄殖腔的镰状隔膜,即尿直肠隔,将泄殖腔分隔为腹侧的尿生殖窦和背侧的原始直肠(图 22-5B)。尿生殖窦分化为膀胱和尿道,原始直肠分化为直肠和肛管上段。泄殖腔膜也被分为腹侧的尿生殖窦膜和背侧的肛膜(图 22-5C)。肛膜的外方为外胚层,其向内凹陷形成肛凹,肛凹逐渐加深演变为肛管下段。第 8 周末,肛膜破裂,肛管与外界相通。肛管的上段上皮来源于内胚层,下段上皮来源于外胚层,二者之间以齿状线分界。

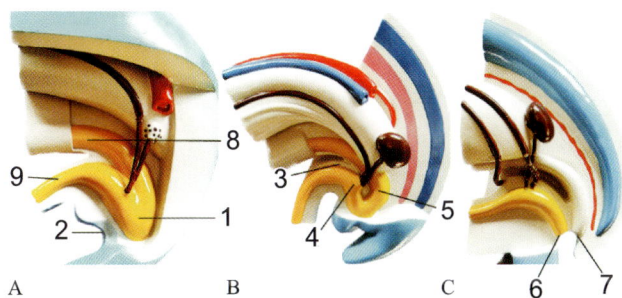

1—泄殖腔; 2—泄殖腔膜; 3—尿直肠隔; 4—尿生殖窦; 5—原始直肠; 6—尿生殖窦膜;
7—肛膜; 8—卵黄囊; 9—尿囊

图 22-5 泄殖腔的分隔(侧面观)

(五)肝脏和胆囊的发生

观察模型(图 22-1、图 22-3)中肝憩室的发育部位。人胚第 4 周初,前肠末端腹侧壁的内胚层细胞增生,形成肝憩室,肝憩室是肝、胆囊和胆道的原基。肝憩室生长迅速,分为头、尾两支。头支较大,是肝的原基;尾支较小,将演变为胆囊及胆道。肝憩室头支形成树枝状分支,其近端分化为肝管及小叶间胆管,远端分支旺盛,形成肝细胞索(肝索)。肝索上下叠加,形成肝板。肝板之间有卵黄静脉和脐静脉反复分支形成的肝血窦。肝板与肝血窦围绕中央静脉,共同形成肝小叶。人胚第 8 周时,肝细胞之间形成胆小管,第 3 个月开始合成胆汁。肝憩室尾支的近端伸长形成胆囊管,远端扩大形成胆囊,基部发育为胆总管。胆总管最初开口于十二指肠腹侧壁,随着十二指肠的转位,胆总管的开口逐渐移至十二指肠的背内侧,并与胰腺导管合并,共同开口于十二指肠大乳头。

(六)胰腺的发生

观察模型(图 22-1、图 22-3)中胰腺发育的原基背胰芽和腹胰芽。人胚第 4 周末,前肠末端肝憩室的尾缘内胚层细胞增生,向腹侧突出形成腹胰芽,对侧细胞增生形成背胰芽,分别形成腹胰和背胰。由于胃和十二指肠的旋转及肠壁的不均等生长,腹胰转到右侧,背胰转到左侧,后随胆总管转位,腹胰转至背胰的下方并与之融合,形成一个胰腺。胰腺实质来源于原始消化管的内胚层。人胚发育第 2~3 个月时,胰腺导管内干细胞进入间充质并分化为上皮细胞索,分化为各级导管和腺泡。第 3 个月时,一些上皮细胞游离进入间充质,分化为胰岛,第 5 个月开始行使内分泌功能。腹胰的导管和背胰的导管远侧段构成主胰管,与胆总管汇合后,共同开口于十二指肠大乳头。

二、呼吸系统的发生过程

观察模型(图 22-1 至图 22-3)所示呼吸系统发育的原基喉气管憩室。人胚发育第 4 周初,原始咽尾端腹侧壁正中出现一条纵沟,为喉气管沟。喉气管沟逐渐加深,从尾端向头端愈合形成一个盲囊,为喉气管憩室,是喉、气管、支气管和肺的原基。喉气管憩室位于食管的腹侧,两者之间的间充质增生形成气管食管隔。喉气管憩室的上端发育为喉,中段发育为气管,末端膨大形成两个肺芽,是主支气管和肺的原基。肺芽呈树枝状反复分支,至第 6 个月末支气管树分支达 17 级左右,分别形成细支气管、终末细支气管、呼吸性细支气管、肺泡管、肺泡囊。发育到第 7 个月时,肺泡数量增多,肺泡上皮分化为Ⅰ型肺泡细胞,原始肺泡开始形成,随着肺泡数量增多,Ⅱ型肺泡细胞出现,并开始分泌表面活性物质。出生后直至幼儿期,肺泡数量仍在继续增多。

▶▶ 思考题

案例:新生儿,女,足月。查体:体重 3200 g,呼吸 52 次/分,双肺呼吸音清晰,心率 140 次/分,律齐,无杂音;上腹部平软,脐以下整个下腹部见粉红色小肠、乙状结肠肠管脱出,肠腔充气,皮肤及腹壁组织大片缺损;肛门及外生殖器正常。试分析该患儿为何种畸形。

▶▶ 知识链接

(1)先天性胆管闭锁。
(2)消化系统畸形的产前诊断。

(王冬梅　叶翠芳)

第二十三章　泌尿系统和生殖系统的发生

学习目标

学习目标

1. **素质目标**　培养善于比较、分析和总结的科学素养。
2. **能力目标**　辨认泌尿系统和生殖系统各时期的主要结构。
3. **知识目标**
（1）掌握后肾的结构和演变过程，以及生殖腺的发生。
（2）熟悉中肾的结构和演变过程，以及生殖管道的发生。
（3）了解膀胱、尿道和外生殖器的发生。

实验内容

一、泌尿系统的发生

1. 中肾　观察模型（图 23-1、图 23-2），辨认中肾发育的原基。人胚第 4 周末，中肾开始发生。中肾主要由中肾嵴形成。中肾管（mesonephric duct）和中肾小管（mesonephric tubule）是其两个重要的原基（图 23-1）。中肾在后肾出现之前有短暂的泌尿功能。

（1）中肾管：一根，在外侧纵行，较长，尾端通入泄殖腔。

（2）中肾小管：数量多，在内侧横行，较短，外端通入中肾管。中肾小管迅速延长，演变为"S"形小管，内端膨大并凹陷为肾小囊，包围血管球，形成肾小体（图 23-2）。

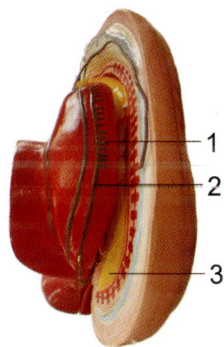

1—中肾小管；2—中肾管；3—泄殖腔

图 23-1　中肾发生（左尾背面观）

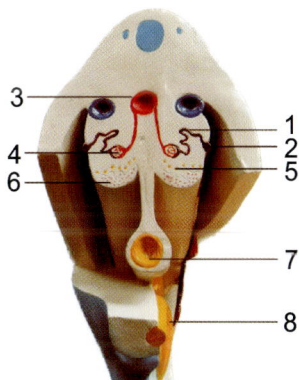

1—中肾小管；2—中肾管；3—主动脉；4—血管球；
5—原始生殖细胞；6—生殖腺嵴；7—后肠；8—泄殖腔

图 23-2　中肾嵴和生殖腺嵴演变（横切面观）

2. 后肾　观察模型（图 23-3），辨认后肾发育的原基。第 5 周初，后肾开始在中肾嵴的尾端发生。后肾的两个重要原基是输尿管芽（ureteric bud）和生后肾组织（metanephrogenic tissue）

（图23-3）。

（1）输尿管芽：为中肾管在近泄殖腔处向背侧伸出的盲管，末端反复分支，最终分化为输尿管、肾盂、肾盏和集合管的上皮。

（2）生后肾组织：由输尿管芽诱导周围中肾嵴尾端的组织形成，最终可形成肾小囊和肾小管。

肾在形成后上升到腰部，若上升的过程受阻可导致异位肾。在上升的过程中受阻于肠系膜下动脉，两肾的下端融合则可导致马蹄肾。输尿管芽若不形成或早期退化可导致肾缺如，若过早分支或同侧发生两个则可导致双输尿管。若肾小管不与集合管接通，可导致多囊肾。

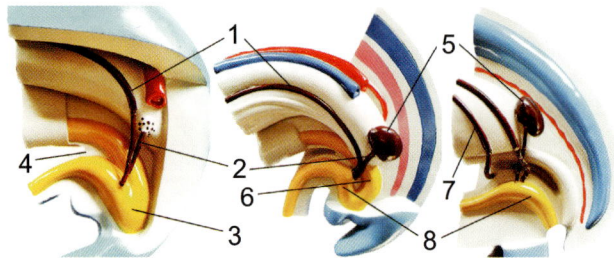

1—中肾管；2—输尿管芽；3—泄殖腔；4—尿生殖隔；5—生后肾组织；6—原始直肠；
7—中肾旁管；8—尿生殖窦

图23-3　后肾发生（左侧面观）

3. 膀胱和尿道的发生　第4～7周，尿直肠隔将泄殖腔分隔为腹侧的尿生殖窦和背侧的原始直肠。尿生殖窦的头端与腹侧的尿囊和背侧的左、右中肾管分别相通。尿生殖窦最终分化为绝大部分膀胱和尿道等腔面的上皮。随着膀胱的发育，部分中肾管被并入，输尿管则直接开口于膀胱（图23-3）。

脐尿管以后闭锁，若不闭锁可导致脐尿瘘，若中段未闭锁则可导致脐尿囊肿。若尿生殖窦和表面外胚层之间的间充质不分化出肌组织可导致膀胱外翻。

二、生殖系统的发生

1. 生殖腺的发生　观察模型（图23-4和图23-5），辨认生殖腺和生殖管道未分化期与分化期各结构。生殖腺的发生与位于中肾嵴腹内侧的生殖腺嵴有关，包括其表面的体腔上皮、内部的间充质和迁入的原始生殖细胞（图23-4）。

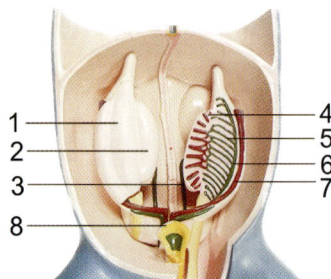

1—中肾嵴；2—生殖腺嵴；3—未分化性腺；4—初级性索；5—中肾小管；6—中肾管；
7—中肾旁管；8—尿生殖窦

图23-4　生殖腺和生殖管道未分化期（腹面观）

（1）性未分化阶段：第5周，生殖腺嵴体腔上皮的细胞增生，伸入深侧的间充质，形成许多不规则的细胞索，即初级性索（primary sex cord）（图23-4）。第4周，卵黄囊近尿囊处内胚层出现大而圆的细胞，即原始生殖细胞（primordial germ cell），于第6周迁入初级性索内。

（2）睾丸的发生：第7～8周，在Y染色体的作用下，初级性索与体腔上皮分离，最终分化为生精小管、直精小管和睾丸网的上皮,间充质分化出睾丸间质细胞。

（3）卵巢的发生:第10周后,在无Y染色体作用的情况下,初级性索的上皮细胞退化,体腔上皮再次向内伸入,与原始生殖细胞构成次级性索(secondary sex cord)。次级性索最终断裂,形成细胞团,即卵泡(图23-5)。

卵巢在形成后下降到盆腔,睾丸则和包围它的双层腹膜(即鞘突,最终演变为鞘膜)经腹股沟管降入阴囊。鞘膜腔和腹膜腔之间的通道闭锁,若不闭锁可导致先天性腹股沟斜疝。若睾丸不降入阴囊可导致隐睾。

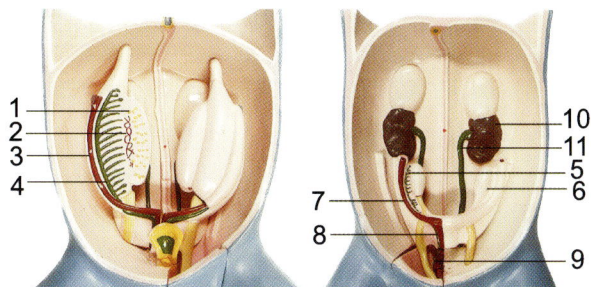

1—次级性索；2—退化的初级性索；3—中肾旁管；4—中肾管和中肾小管；5—退化的中肾管和中肾小管；
6—卵巢；7—输卵管；8—子宫；9—阴道；10—肾；11—输尿管

图 23-5 女性生殖系统发生(腹面观)

2. 生殖管道的发生

（1）性未分化阶段:第6周可辨认男、女两套生殖管道的原基(图23-4)。

①男性生殖管道的原基:中肾的中肾管和中肾小管。

②女性生殖管道的原基:中肾嵴的中肾旁管(paramesonephric duct)和尿生殖窦的窦结节(sinus tubercle)。中肾旁管由中肾嵴所在部位外侧的体腔上皮内陷并闭合而成。起始部呈喇叭形开口于腹膜腔；主体细长,在中肾管的外侧纵行后经其腹侧向内横行,在中线与对侧的中肾旁管相遇,而后并列下行(最终管腔相互融合),盲端抵达尿生殖窦的背侧壁,并将其顶入尿生殖窦腔。突入尿生殖窦腔的这部分尿生殖窦壁即为窦结节。

（2）男性生殖管道的形成。

①中肾旁管和窦结节:在睾丸支持细胞分泌的抗中肾旁管激素的作用下退化。

②中肾管和中肾小管:在睾丸间质细胞分泌的雄激素的作用下,与睾丸相邻的那一小部分中肾小管最终分化为附睾输出小管的上皮(余退化),与之相连的中肾管最终分化为附睾管、输精管和射精管的上皮。

（3）女性生殖管道的形成。

①中肾管和中肾小管:由于没有睾丸分泌雄激素而退化。

②中肾旁管和窦结节:由于没有睾丸分泌抗中肾旁管激素,中肾旁管最终主要分化为输卵管和子宫腔面的上皮。窦结节在尿生殖窦的背侧延长为阴道板,最终分化为绝大部分阴道的上皮(图23-5)。

左、右中肾旁管的尾段若不融合可导致双子宫(常伴双阴道),若仅上半部不融合则可导致双角子宫。若窦结节不形成阴道板,或阴道板不形成阴道,或处女膜不穿通,可导致阴道闭锁。

3. 外生殖器的发生

（1）性未分化阶段:第3周末,泄殖腔膜周围的间充质增生,形成头尾走向的两条弧形皱褶,即泄殖腔褶。伴随泄殖腔的分隔,泄殖腔褶被分隔为腹侧的尿生殖褶和背侧的肛褶。尿生殖褶的头端靠拢,增殖隆起为生殖结节。与此同时,左、右尿生殖褶外侧的间充质增生,形成一对大的纵行隆起,即阴唇阴囊隆起。

Note

（2）男性外生殖器的形成:在睾丸分泌的雄激素的作用下,生殖结节明显伸长、增粗,左、右尿生殖褶随生殖结节生长并在腹侧中线闭合,阴茎形成。阴唇阴囊隆起最终演变为阴囊。若左、右尿生殖褶闭合不全可导致尿道下裂。

（3）女性外生殖器的形成:由于没有睾丸分泌雄激素,生殖结节、生殖褶和阴唇阴囊隆起最终分别演变为阴蒂、小阴唇和大阴唇等。

若雄激素分泌异常,可导致外生殖器介于男、女两性之间,即两性畸形。既有睾丸,又有卵巢者为真两性畸形;生殖腺为睾丸,但雄激素分泌不足,可导致男性假两性畸形;生殖腺为卵巢,但肾上腺分泌的雄激素过多,可导致女性假两性畸形;若生殖腺为睾丸,但体细胞缺乏雄激素受体,可导致雄激素不敏感综合征。

▶▶ 思考题

1. 观察以下模型图,写出 1 和 2 所示结构的名称。

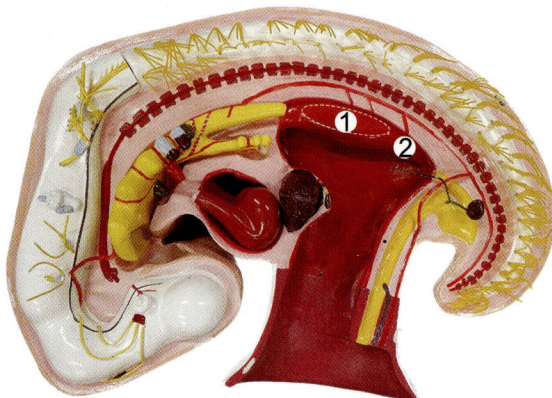

第 6 周胚体模型(侧面观)

2. 观察以下模型图,写出 * 所示结构的原基名称。

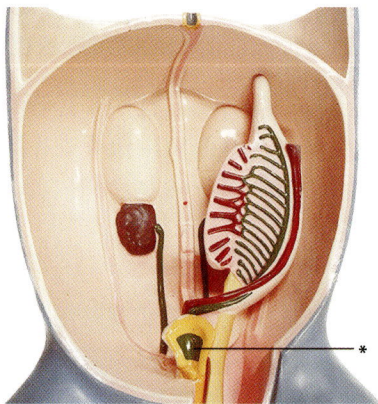

第 8 周胚体模型(腹面观)

▶▶ 知识链接

阴道闭锁与经血积聚。

（金 洁）

思考题解析

知识链接

Note

第二十四章　心血管系统的发生

![学习目标]

1. 素质目标　了解先天性心脏病的危害,树立以患者为中心的职业理念,培养护佑生命的职业素养。

2. 能力目标

(1) 借助模型理解心脏发生和演变过程,提升观察和分析能力。

(2) 理解心血管系统先天畸形的发生原因。

3. 知识目标

(1) 掌握心血管系统的发育过程,包括心管的形成、心脏的分隔、血管的形成等。

(2) 了解心血管系统的常见疾病,如先天性心脏病、大动脉转位等。

![实验内容]

一、原始心血管系统的建立

1. 胚外血管的发生　人胚第 15～16 天,卵黄囊壁的胚外中胚层内出现血岛(blood island)(图 24-1)。

2. 胚体早期血液循环　早期人胚胚体为圆柱形,将胚体侧面体壁外胚层剥去,观察各对原始血管在胚内的位置及其与其他器官的位置关系(图 24-2)。

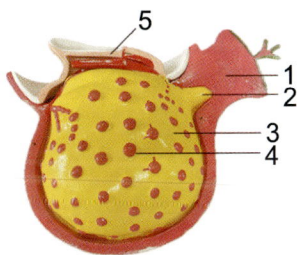

1—体蒂;2—尿囊;3—卵黄囊;
4—血岛;5—胚盘

图 24-1　卵黄囊(矢状面观)

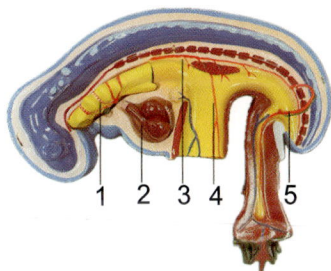

1—弓动脉;2—心脏;3—腹主动脉;
4—卵黄动脉;5—脐动脉

图 24-2　第 6 周胚胎(矢状面观)

二、心脏的发生

1. 心脏外形变化　观察模型(图 24-3),心脏最初呈上下走行的管状而称为心管(cardiac tube),上端与动脉相通,下端与静脉相通。随后形成四个膨大,从上向下依次为心球(bulbus cordis)、心室、心房和静脉窦(venous sinus)(图 24-3A~C)。由于心管的发生空间受限,心球和心室之间形成"U"形的球室襻,凸向右侧、腹侧、尾侧。随后,心球尾段演变为右心室,原来的心室则演变为左心室,左、右心室之间的表面出现室间沟。心房则向头端生长移向心室、心球和动脉干的背侧,这样形成了"S"形弯曲(图 24-3D、E)。心房由于受腹侧心球和背侧食管的限制而向左右膨出于动脉干的两侧,与心房相连的静脉窦也向左右两侧膨出,形成静脉窦的左、右角(图 24-3F、G)。约第 35 天,心脏的外形已基本建立。

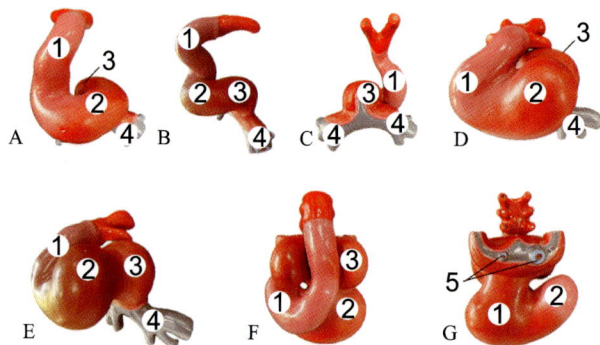

1—心球;2—心室;3—心房;4—静脉窦;5—静脉窦口

图 24-3 心脏发生外形演变

A.约第 23 天正面观;B.约第 23 天侧面观;C.约第 23 天背面观;D.约第 25 天正面观;

E.约第 25 天侧面观;F.约第 28 天正面观;G.约第 28 天背面观

2. 心脏内部分隔

观察模型(图 24-4),从腹面观察心脏内部分隔(图 24-4A~D)。

(1)原始心房的分隔:依次观察心脏内部分隔模型(图 24-4A~C),第 4 周人胚心脏的房室管背、腹侧壁的心内膜组织各形成一个隆起,称背侧、腹侧心内膜垫(endocardial cushion)。两个心内膜垫彼此相对生长,逐渐融合,将房室管分隔成左、右房室孔。原始心房头端背侧壁的中央出现一个薄的半月形矢状隔,称第一房间隔。此隔向心内膜垫方向生长,游离缘和心内膜垫之间暂留一孔,称第一房间孔,以后心内膜垫组织向上凸起并逐渐与第一房间隔融合,此孔逐渐封闭。模型显示左右心房正在分隔中,在心房右侧,窦房口处的皱褶为静脉窦瓣膜。心室底面开始出现肌性室间隔。心房背面有静脉窦,左角已开始萎缩(图 24-4A~C)。

接着观察第 5~8 周人胚心脏模型(图 24-4D~F),已切去心脏的腹侧。先观察心脏背侧,心房内第一房间隔已与背腹心内膜垫融合,在第一房间隔上部形成第二房间孔。第一房间隔的右侧头端腹侧壁形成一新月形的第二房间隔,向心内膜垫生长,下方留一卵圆孔(foramen ovale)。卵圆孔的位置比第二房间孔稍低,两孔相互错开。心室内有肌性室间隔形成,隔的上缘形成室间孔。

(2)原始心室的分隔以及心球和动脉干的分隔:观察模型(图 24-5),第 4 周末,心室底壁的心尖处形成肌性室间隔。室间隔肌部向心内膜垫方向生长,于游离缘和心内膜垫之间形成一半月形的室间孔。第 7 周末,心内膜垫、室间隔肌部、心球嵴向上生长,并融合封闭了室间孔,形成一个膜性室间隔。同时螺旋形的心球嵴使肺动脉干与主动脉干相互缠绕,注意两血管与左心室和右心室的连接关系。

(3)静脉窦演变:观察模型(图 24-6),静脉窦左角已开始萎缩。静脉窦右角被吸收并入右心房,形成永久性右心房固有部。上腔静脉和下腔静脉直接开口于右心房。随着左心房的扩大,原始肺静脉根部及其左、右属支吸收并入左心房,可见 4 条肺静脉直接开口于左心房。肺静脉及其属支参与形成永久性左心房固有部。

Note

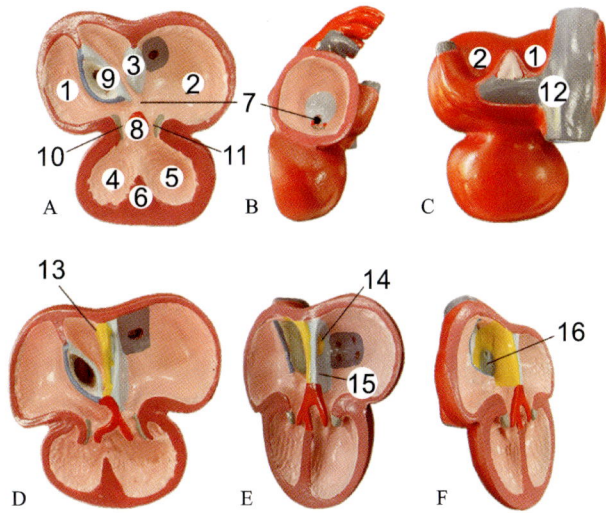

1—右心房；2—左心房；3—第一房间隔；4—右心室；5—左心室；6—肌性室间隔；7—第一房间孔；
8—背侧心内膜垫；9—静脉窦口；10—右房室孔；11—左房室孔；12—静脉窦右角；
13—第二房间隔；14—第二房间孔；15—卵圆孔瓣；16—卵圆孔

图 24-4　心脏内部分隔

A.约第 4 周腹面观；B.约第 4 周左侧面观；C.约第 4 周背面观；D.约第 5 周腹面观；E.约第 8 周左侧面观；F.约第 8 周右侧面观

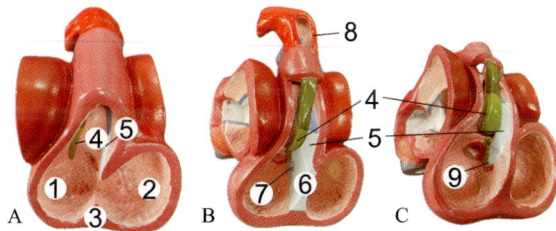

1—右心室；2—左心室；3—肌性室间隔；4—右侧心球和动脉干嵴；5—左侧心球和动脉干嵴；
6—膜性室间隔；7—室间孔；8—动脉干；9—封闭的室间孔

图 24-5　原始心室分隔

A.第 4 周末；B.第 5 周末；C.第 7 周末

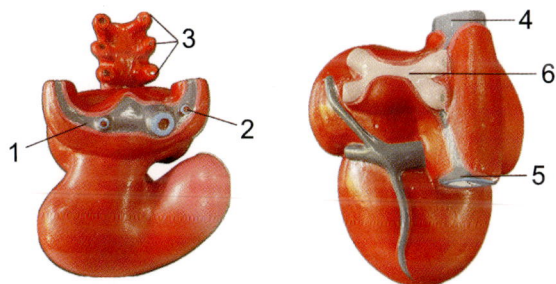

1—静脉窦左角；2—静脉窦右角；3—弓动脉；4—上腔静脉；5—下腔静脉；6—肺静脉

图 24-6　静脉窦演变（背面观）

三、常见相关畸形

心脏和大血管的发生过程复杂，较易形成先天畸形（图 24-7）。

1. 房间隔缺损(atrial septal defect) 　最常见的为卵圆孔未闭，由卵圆孔过大、卵圆孔瓣出现穿孔或者过短而不能遮盖卵圆孔等所致。

2. 室间隔缺损（ventricular septal defect）　膜部缺损最多见，常因心内膜垫组织与心球嵴及肌部融合不良所致。

3. 法洛四联症（tetralogy of Fallot）　由动脉干与心球分隔异常，主动脉肺动脉隔偏于肺动脉一侧所致，包括肺动脉狭窄、主动脉骑跨、室间隔缺损和右心室肥大。

4. 动脉导管未闭（patent ductus arteriosus）　出生后肺动脉和主动脉仍保持相通状态，主要由动脉导管过于粗大或管壁平滑肌纤维未收缩所致。

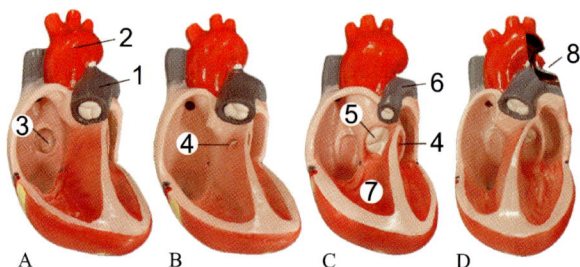

1—肺动脉；2—主动脉；3—房间隔缺损；4—室间隔缺损；5—主动脉骑跨；6—肺动脉狭窄；
7—右心室肥大；8—动脉导管未闭

图 24-7　心血管先天畸形

A.房间隔缺损；B.室间隔缺损；C.法洛四联症；D.动脉导管未闭

▶▶ 思考题

观察下图，写出 1 和 2 的结构名称。

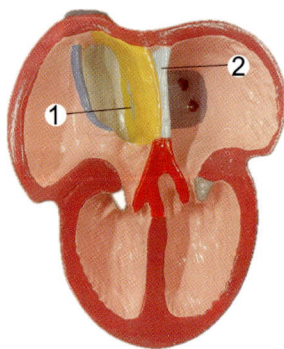

心脏内部分隔

▶▶ 知识链接

（1）HIF-1α 与心血管疾病。

（2）法洛四联症。

（邢安凤）

·下篇·
综合性实验

第二十五章 肥大细胞形态观察 和巨噬细胞吞噬实验

➕ 学 习 目 标

1. 素质目标

（1）遵守实验室规则，提升实验室安全意识。

（2）培养细致观察和准确记录的科学素养。

（3）坚持问题导向，分析实验中出现的各种问题和实验结果，提升解决问题的能力。

2. 能力目标

（1）掌握红细胞悬液的制备方法，以及肥大细胞和巨噬细胞的标记方法。

（2）掌握处理和分析数据的方法，如计算吞噬率、绘制图表等。

（3）熟悉实验报告的撰写内容，包括实验目的、实验原理、实验方法、实验结果和结论等。

3. 知识目标

（1）理解异染性的含义，掌握肥大细胞的形态特点及肥大细胞在组织中的分布和功能。

（2）理解巨噬细胞的吞噬作用及免疫功能。

【实验原理】

肥大细胞的胞质内充满了大量颗粒物质，这些颗粒较为粗大并且具有明显的嗜碱性和异染性。因此，用甲苯胺蓝染色液处理组织可显示出肥大细胞胞质中的嗜碱性颗粒。

巨噬细胞通过识别和吞噬细菌、病毒等外源性物质发挥免疫防御功能。当病原微生物或其他异物侵入机体时，巨噬细胞在趋化性的作用下迅速向病原微生物或其他异物移动并聚集。巨噬细胞可将异物吸附在细胞表面，细胞膜向内凹陷，伸出伪足包围异物并吞入形成吞噬泡，随后胞质中的初级溶酶体与吞噬泡融合，形成吞噬溶酶体，对异物产生消化分解作用。

【实验材料】

1. 实验动物 小鼠。

2. 实验器械与仪器 光学显微镜、解剖盘、解剖剪、解剖镊、针头、载玻片和盖玻片等。

3. 试剂 固定液、甲苯胺蓝染色液、生理盐水、6％淀粉肉汤、1％鸡红细胞悬液、红细胞保存液（又称阿氏液、Alsever 液）等。

【实验方法】

1. 肥大细胞的形态学观察

（1）小鼠的处死与解剖：用颈椎脱臼法处死小鼠后，打开小鼠腹腔取出肠系膜。

（2）组织铺片的制作：将肠系膜组织平铺于干净的载玻片上，用针头剥离组织，越薄越好，大小约 0.5 cm×0.5 cm。将剥离好的组织铺片自然晾干，以备后续处理。

（3）甲苯胺蓝染色：

①固定：取晾干的组织铺片置于固定液中固定 5 min。

②水洗：取固定后的组织铺片置于清水下冲洗 1 min。

③染色:将冲洗后的组织铺片置于 0.5％甲苯胺蓝染色液中染色 30 min。

④水洗:取染色后的组织铺片置于清水下冲洗 2 min。

⑤分色:将组织铺片置入 1％的乙酸分色液中数秒即可。

⑥水洗:取分色后的组织铺片用细水流冲洗 2 min。

⑦镜检:于光学显微镜下观察标本。

(4) 观察与记录:使用光学显微镜观察染色后的组织铺片,重点观察肥大细胞的形态、数量、分布和排列等特征。记录观察结果,并拍照以供后续分析和讨论。

2. 巨噬细胞吞噬实验

(1) 1％鸡红细胞悬液的制备:取鸡翅下静脉血,将全血与 Alsever 液按 4∶1 比例混合后,存放于 4 ℃冰箱内(可保存 1 周)。在实验前需加生理盐水离心 2 次,根据红细胞体积加入适量生理盐水,调节浓度至 1％以用于后续实验。

(2) 激活腹腔巨噬细胞:实验前 1 天向小鼠腹腔内注射 1 mL 含有台盼蓝的淀粉肉汤,预先激活腹腔巨噬细胞。淀粉肉汤为异物,虽无毒害,但能刺激小鼠巨噬细胞的产生。同时,淀粉肉汤中含有台盼蓝,巨噬细胞吞噬台盼蓝后被染成蓝色,便于镜下观察。

(3) 注射鸡红细胞悬液:实验前 30 min,向每只小鼠的腹腔内注射 1mL 浓度为 1％的鸡血红细胞悬液。轻揉小鼠的腹部以确保鸡红细胞均匀分布在腹腔中。

(4) 收集腹腔液:腹腔注射鸡血红细胞悬液 30 min 后,用颈椎脱臼法处死小鼠。使用无菌注射器轻轻抽取小鼠的腹腔液。在抽取过程中,可以轻柔地按摩小鼠的腹部以利于腹腔液均匀分布。

(5) 制备样本:在干净的载玻片上滴加 1 滴生理盐水,向其中滴加 1 滴腹腔液。将载玻片放入垫有湿纱布的培养皿中,以保持湿润,防止载玻片干燥。将载玻片移至 37 ℃的恒温箱中孵育一段时间(约 30 min),以促进巨噬细胞对鸡红细胞的吞噬作用。

(6) 染色与观察:使用吉姆萨染液对样本进行染色。染色过程中轻轻吹动染色液,使二者混匀。染色完成后,用蒸馏水冲洗载玻片并晾干。使用光学显微镜观察样本,重点观察巨噬细胞对鸡红细胞的吞噬情况。

【实验结果与分析】

1. 肥大细胞的形态学观察　肥大细胞的胞体较大,呈卵圆形,胞质内充满粗大的紫红色颗粒,常成群地分布于血管的周围。

2. 巨噬细胞吞噬实验　鸡红细胞为有核、椭圆形的细胞。巨噬细胞的体积较大,呈圆形或不规则形,表面有伪足。由于吞噬作用,巨噬细胞的胞质内有数量不等的台盼蓝颗粒(呈蓝色)。同时,有的鸡红细胞紧贴在巨噬细胞表面,而有的巨噬细胞已经将鸡红细胞部分吞入。

▶▶　思考题

肥大细胞适度激活并释放介质是维持其正常生理活动所必需的。肥大细胞异常激活可导致肥大细胞活化综合征(mast cell activation syndrome,MCAS)。肥大细胞分泌的介质有哪些? 试分析 MCAS 患者可能出现的临床表现。

▶▶　知识链接

(1) 脂肪组织中的肥大细胞。

(2) 肿瘤相关巨噬细胞。

思考题解析

知识链接

Note

(孙元鹏)

第二十六章　血涂片标本制作

学习目标

1. **素质目标**　基于血液的形态学知识分析血常规检测对疾病诊断的意义。
2. **能力目标**　掌握血涂片制作的步骤和技巧。
3. **知识目标**　掌握各种血细胞的形态学特点,理解各种血细胞的功能。

【实验原理】

血涂片是一种用来观察外周血中成熟血细胞形态以及计量其数量的简单而有效的实验方法。将血液涂抹在载玻片上,采用瑞氏(Wright)或吉姆萨(Giemsa)染色法进行染色。临床检验多使用瑞氏染色法,该法所用染色液是由酸性染料伊红和碱性染料亚甲蓝组成的复合染料,可选择性地吸附于血细胞内的不同成分而使其着色。实验室和教学过程中多使用吉姆萨染色法,该法所用染色液包括碱性染料天青Ⅱ(亚甲蓝的氧化物)和酸性染料伊红,可标记细胞内的不同成分而呈色。血涂片检测能评价血细胞形态学和血细胞数量是否有异常,为血液病、贫血、感染等疾病的诊断和鉴别诊断提供依据。

【实验材料】

1. **实验器械与仪器**　显微镜、一次性采血针、棉球、载玻片、盖玻片、毛细吸管、烧杯等。
2. **试剂**　0.9%生理盐水(用于稀释血标本和洗涤染色后的血涂片)、瑞氏染色液或吉姆萨染色液、中性树脂、碘伏、95%乙醇等。

(1)瑞氏染色液的配制:称取瑞氏染料粉剂0.1 g,量取甲醇60 mL。将瑞氏染料粉剂置于洁净干燥的研钵中,滴加甲醇研磨至全溶,密封于棕色小口瓶内并于室温保存。新鲜配制的瑞氏染色液呈碱性,放置后呈微酸性,着色能力更强。放置0.5~1个月即可使用,储存3个月以上着色能力更佳。

(2)吉姆萨染色液的配制:称取吉姆萨染料粉剂0.5 g,量取甘油22 mL、甲醇33 mL。将吉姆萨染料粉剂置于研钵内,先取少量甘油与吉姆萨染料粉剂混合,研磨至无颗粒后将剩余的甘油加入,56 ℃保温2 h,其间多次摇动使其充分混合。然后加入甲醇振荡混合后作为母液存于棕色瓶内,保存于4 ℃,2~3周后使用染色效果更佳。

此外,还需配制磷酸盐缓冲液:1%磷酸氢二钠20 mL,1%磷酸二氢钠30 mL,加蒸馏水至1000 mL,调整pH为6.4~6.8。染色时将母液与磷酸盐缓冲液按1:9混合配成工作液。

【实验方法】

1. **血液来源**　健康成人或过敏的成人(更易观察嗜酸性粒细胞和嗜碱性粒细胞)。
2. **载玻片处理**　为了去除载玻片上的游离碱性物质,将载玻片先放入水中煮沸20 min,用清洁液浸泡一夜;然后用流水反复冲洗,经95%乙醇浸泡1 h,擦干或烘干备用。
3. **采血**　洗净双手,并佩戴好口罩和手套,将一滴生理盐水滴在距离载玻片边缘1 cm或2/3处,用乙醇消毒将要取血的部位(耳垂或手指指腹)。用一次性采血针刺破皮肤,并用消毒棉

Note

球将第一滴血擦去,再挤出一滴血,使用毛细吸管吸取血液滴在载玻片的生理盐水上(图 26-1)。

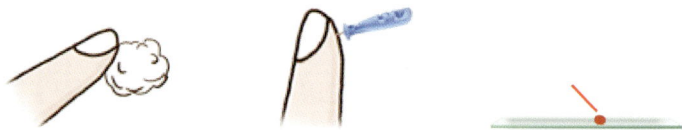

图 26-1　采血示意图

4. 推片　左手平执载玻片,另取一载玻片作为推片,右手持推片置于血滴左侧,成 30°～45°角向右移动接触血液,血液沿推片末端向两边散开。待载玻片与推片间的夹角填满血液后,轻压推片边缘将血液向左推动即成厚薄适宜的血涂片(图 26-2)。在制作过程中,要确保涂抹均匀,避免细胞聚集。

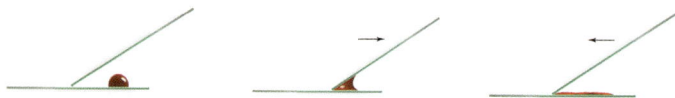

图 26-2　血涂片的制作示意图

5. 固定和染色

(1) 使用无水乙醇固定血涂片 10～15 min。

(2) 待血涂片干燥后,将染色液滴加在血涂片上,充分覆盖整个血涂片,避免染色不均。室温下瑞氏染色液染色 1～3 min 或吉姆萨染色液染色 5～10 min(白细胞数量多者染色时间应延长)即可。

(3) 用 0.9％生理盐水或蒸馏水清洗血涂片(洗去多余的染色液)。

(4) 待标本干燥后,用中性树脂封片,使用显微镜观察。

【实验结果与分析】

观察血涂片,根据形态学特征,可以判断红细胞、白细胞和血小板的健康状态。通过血细胞计数进一步了解血液相关疾病的发生和发展。

1. 血细胞形态学观察　在低倍镜下观察血涂片制作和染色是否良好,细胞分布是否均匀。镜下可见有紫蓝色细胞核的即为白细胞。在高倍镜下观察细胞分布均匀、不重叠、有紫蓝色细胞核的区域。红细胞呈橘红色,中性粒细胞颗粒呈浅紫色或粉红色,嗜酸性粒细胞颗粒粗大且呈橘红色,嗜碱性粒细胞颗粒呈深紫蓝色,淋巴细胞胞质呈天蓝色,单核细胞胞质呈灰蓝色,血小板呈紫色。

2. 白细胞分类及计数　在油镜下观察白细胞,根据其形态特征进行分类及计数,移动视野时应注意避免重复计数。记录白细胞总数和各类白细胞的数量,再计算各类白细胞所占的百分比。

▶▶ 思考题

观察血涂片时,可从哪些方面判断血细胞是否存在异常?

▶▶ 知识链接

(1) 不同环境下血细胞的反应和数量变化。

(2) 血涂片检测的临床意义。

Note

(张　耕)

第二十七章　鸡胚发育形态学观察

学习目标

1. 素质目标

(1) 通过观察和记录鸡胚发育过程,培养实事求是和严谨细心的科学素养。

(2) 了解胚胎发育的致畸因素,增强优生优育健康宣教的责任意识。

2. 能力目标

(1) 掌握鸡胚的培养方法和鸡胚生长发育的时序变化。

(2) 辨析人胚与鸡胚早期发育的异同。

3. 知识目标

(1) 描述鸡胚在不同发育阶段的结构变化,如原条、体节、心脏、脑泡、眼泡、尿囊等的发生。

(2) 阐述人胚循环系统的发生过程。

【实验原理】

鸡属于卵生动物,鸡胚发育分为母体内发育和母体外发育两个阶段,前者又称为早期胚胎发育,后者称为孵化过程中的胚胎发育。母鸡的体温为 40.6～41.7 ℃,受精卵在母鸡体内形成后便开始不断分裂形成多细胞的胚胎,即原肠胚(胚盘),并形成内胚层和外胚层。24 h 后产出受精蛋,当外界环境温度低于鸡胚发育的临界温度 23.9 ℃时,胚盘停止发育。当温度条件适宜,受精蛋开始发育,即开始母体外发育阶段,经过 21 天发育成熟后雏鸡便破壳而出。孵化第 1～4 天为鸡胚内部器官的发育阶段,第 5～15 天为外部器官(即胚外膜)的发育阶段;孵化第 16～19 天为鸡胚的生长阶段。通过观察和记录鸡胚在不同发育阶段的形态和结构变化,可以了解不同器官的发育过程和鸡胚的整体发育特点,从而进一步加深对人胚三胚层分化与胚体形成的理解。

【实验材料】

1. 实验动物　于严格控制质量的种鸡场购买新鲜受精蛋,要求形状和大小合适,蛋壳结构正常,壳面清洁。

2. 实验器械与仪器　恒温培养箱、体视显微镜、温度计、湿度计、眼科镊、眼科剪、烧杯、无菌培养皿等。

3. 试剂　林格液(Ringer's 液)(配制方法:氯化钠 8.6 g,氯化钾 0.3 g,氯化钙 0.28 g,葡萄糖 1 g(可不加),加蒸馏水至 1000 mL 溶解)、75％乙醇等。

【实验方法】

1. 恒温培养箱温湿度的设置　温度和湿度对鸡胚的发育至关重要,实验前应调整恒温培养箱的温度和湿度。温度保持在 37～38 ℃,相对湿度保持在 50％～70％。

2. 孵化　将受精蛋用温水洗净,擦干,用记号笔标明产蛋和孵育时间以及编号,放入恒温培养箱。设置不同的孵化时间,并在暗室光照下观察受精蛋内结构的变化。

3. 取胚 将孵化不同时间的受精蛋取出,受精蛋大头向上。孵化时间 7 天以内的受精蛋,可先用 75％乙醇消毒蛋壳,再用眼科镊在受精蛋大头侧钻一小孔,使受精蛋大头气室中的气体逸出。在液体压力作用下卵黄下沉,与壳膜之间出现一定的空间,有利于操作且不易损伤鸡胚。轻轻挑开蛋壳使全部鸡胚暴露。用眼科剪在鸡胚透明区外 3～5 mm 处环形剪开卵黄膜,将鸡胚取出,移至无菌培养皿内。用 Ringer's 液清洗鸡胚数次,并将粘连的卵黄及卵黄膜洗脱,用吸管吸出液体,将胚平贴在无菌培养皿底,置于体视显微镜下观察。

孵化时间 7 天以上的鸡胚,可用止血钳敲碎蛋壳,去除大头侧的蛋壳,用眼科镊挑破壳膜,将鸡胚取出移至无菌培养皿内,并置于体视显微镜下观察。

取鸡胚时操作要轻柔,避免对鸡胚造成损伤。同时要注意无菌操作,防止细菌和其他污染物的污染。

4. 观察与记录 按照鸡胚发育的时间顺序,观察并记录原条、体节、心脏、脑泡、眼泡、卵黄囊、羊膜腔、尿囊的发生时间和形态变化,绘制鸡胚的形态学变化图谱。在观察和记录过程中,要认真仔细,尽量避免主观判断和减小误差。实验结束后,要正确处理实验样本和废弃物。

【实验结果与分析】

根据观察和记录的数据,可以绘制鸡胚的形态学变化图谱,比较不同发育阶段鸡胚的形态和结构特点。例如,孵化 3 天的鸡胚胚体形成,位于羊膜腔中,卵黄为鸡胚发育提供营养(图 27-1)。孵化 6 天的鸡胚三大循环系统建立,卵黄囊血管清晰可见(图 27-2)。

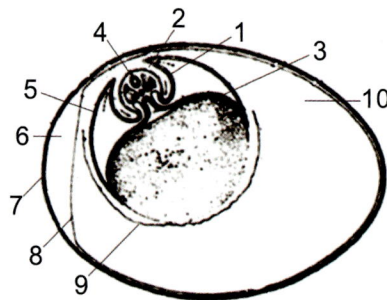

1—羊膜;2—羊膜腔;3—卵黄囊;4—胚体;5—绒毛膜;6—气室;7—蛋壳;8—壳膜;
9—卵黄膜;10—蛋清

图 27-1 鸡胚纵切模式图(孵化第 3 天)

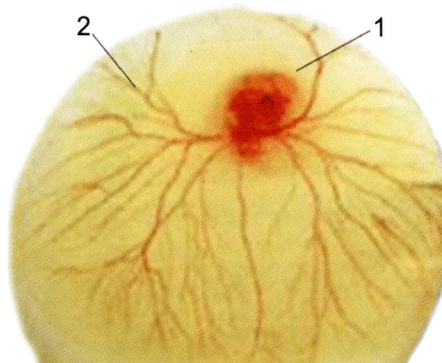

1—胚胎;2—卵黄囊血管

图 27-2 鸡胚与卵黄囊血管(孵化第 6 天)

▶▶ 思考题

简述胚胎发育致畸的主要因素。

▶▶ 知识链接

（1）鸡胚孵化第一周的主要形态学变化。

（2）鸡胚作为发育研究模型的优势。

思考题解析

知识链接

（张　耕）

第二十八章　缺碘对大鼠甲状腺组织结构的影响

1. **素质目标**　理解细胞生存微环境对其结构和功能的影响,激发科学研究的兴趣。
2. **能力目标**　掌握建立长期严重缺碘大鼠模型的方法。
3. **知识目标**
(1) 掌握甲状腺激素合成的途径和调控机制。
(2) 理解碘对大鼠甲状腺结构和功能的影响。

【实验原理】

甲状腺激素是由甲状腺滤泡上皮细胞合成与分泌的。滤泡上皮细胞先从间质中摄取由血管运输而来的氨基酸,在粗面内质网合成甲状腺球蛋白的前体,继而在高尔基复合体加糖并浓缩形成分泌颗粒,再以胞吐方式排放到滤泡腔中储存。滤泡上皮细胞能从血中摄取碘离子,碘离子在过氧化物酶的作用下活化,再进入滤泡腔与甲状腺球蛋白结合成碘化甲状腺球蛋白。当机体需要合成甲状腺激素时,滤泡上皮细胞从滤泡腔吸收碘化甲状腺球蛋白形成胶质小泡,并与溶酶体融合。甲状腺球蛋白经水解可生成 T3(三碘甲状腺原氨酸)和 T4(甲状腺素)。由于滤泡上皮细胞只能重吸收碘化的甲状腺球蛋白,当机体处于缺碘状态时,碘化甲状腺球蛋白的合成和重吸收减少,从而造成甲状腺激素的合成和分泌下降;而机体内甲状腺激素水平降低,会促使下丘脑释放促甲状腺激素释放激素,刺激脑垂体释放较多的促甲状腺激素作用于甲状腺,促使甲状腺滤泡增生、功能活跃以吸收更多碘,维持机体的需要。因此,长期缺碘会导致甲状腺发生代偿性增生肿大。

【实验材料】

1. **实验动物**　选用体重在 80~100 g 的健康 Wistar 大鼠或 SD 大鼠。
2. **实验器械与仪器**　外科手术器械、染色缸、控温加热装置、恒温水浴箱、布氏漏斗、光学显微镜、分光光度仪等。
3. **试剂**　10%甲醛、乙醚、梯度乙醇、二甲苯等。

【实验方法】

1. **动物分组**　将动物随机分为缺碘组和对照组,雌雄各半。
2. **动物饲养**　将实验动物雌雄分笼饲养,每笼 5~6 只。对照组全程饲以普通饲料(碘含量为 300 μg/kg),缺碘组饲以缺碘饲料(碘含量为 20 μg/kg)。缺碘饲料中含黄豆(40%)、玉米(30%)、小麦(30%),每千克饲料中加 3 g 甲硫氨酸和 1 g 赖氨酸,此外还添加有无机盐合剂、水溶性维生素、脂溶性维生素等成分。
3. **实验内容**

(1) 甲状腺绝对和相对重量:实验动物饲养 3 个月后,取缺碘组和对照组大鼠各 10 只,取甲状腺。分别称量大鼠体重和甲状腺重量,计算其脏体重量比。

（2）尿碘浓度测定：用代谢笼采集大鼠尿液，采集的尿液采用过硫酸铵消化-砷铈催化分光光度法测定尿碘浓度。

（3）甲状腺组织形态学观察：称重后，用10％甲醛固定甲状腺，常规石蜡包埋、切片，切片厚5μm。用苏木精-伊红染色法（HE染色法）染色，于光学显微镜下观察并拍照。

（4）图像分析和统计学分析：用ImageJ软件进行图像分析，分别测试滤泡的直径、胶状物的直径、细胞的高度和胶状物的灰度。将所有测试结果用统计软件进行t检验、方差分析及相关性分析等。

【实验结果与分析】

1. 甲状腺绝对和相对重量　与对照组相比，缺碘组甲状腺绝对和相对重量明显增高。

2. 尿碘浓度测定　饲养3个月后，与对照组相比，缺碘组大鼠的尿碘浓度明显降低。

3. 甲状腺组织形态学变化

（1）肉眼观察：与对照组相比，缺碘组甲状腺明显充血肿大，质软，呈暗红色。

（2）光学显微镜观察：与对照组相比，缺碘组滤泡增生，体积变小，滤泡腔变小，腔内胶质显著减少或缺如；滤泡上皮细胞增生肥大，呈高柱状或立方状，排列不规则，间质明显增生，血管增多并扩张。

▶▶ 思考题

1. 试述甲状腺素在甲状腺的合成过程。

2. 为了明确缺碘造模是否成功，除了甲状腺形态学和尿碘浓度检测以外，还有哪些检测方法？

思考题解析

▶▶ 知识链接

（1）缺碘饲料的配制。

（2）甲状腺激素合成的调控。

知识链接

（关　雪）

Note

第二十九章　小鼠骨髓间充质干细胞的分离培养与鉴定

学习目标

1. 素质目标　培养细心观察、严谨求实的科研素养。

2. 能力目标

（1）熟练掌握细胞培养的无菌操作过程。

（2）掌握骨髓间充质干细胞的分离方法。

3. 知识目标

（1）掌握骨髓间充质干细胞分离培养的原理和实验步骤。

（2）了解骨髓间充质干细胞的临床应用。

【实验原理】

骨髓间充质干细胞（bone marrow mesenchymal stem cells，BMMSCs）是一类起源于中胚层的细胞，具有自我更新能力，可分化为成骨细胞、成软骨细胞、脂肪细胞和神经元等多种细胞。基于 BMMSCs 具有塑料制品贴附性的特点，使用全骨髓细胞贴壁培养的方法，可清除悬浮的造血系细胞，获得贴壁生长的 BMMSCs。应用免疫组织化学技术检测 BMMSCs 表面抗原标志物，鉴定 BMMSCs 的纯度。

【实验材料】

1. 实验动物　6～8 周龄的 BALB/c 小鼠。

2. 实验器械与仪器　外科手术器械、注射器、培养皿、培养瓶、CO_2 细胞培养箱、倒置相差显微镜等。

3. 试剂

（1）抗体：CD73、CD105、CD90、CD31、CD45 抗体。

（2）培养基：DMEM 低糖培养基。

（3）其他：pH7.4 的 PBS 缓冲液，0.25％胰酶，胎牛血清（FBS），青霉素，链霉素等。

【实验方法】

1. BMMSCs 的分离

（1）以颈髓离断法处死小鼠，将小鼠置于 75％乙醇中浸泡消毒 2 min。

（2）在躯干与后肢连接处的皮肤上做一切口，向脚踝方向分离拉下皮肤。分离双侧髋关节和踝关节，完整取出股骨和胫骨，用灭菌 PBS 缓冲液清洗表面。

（3）在超净工作台中，仔细剔除骨表面附着的肌肉等软组织，用 PBS 缓冲液再次清洗骨。将骨置于盛有完全培养基（含 15％胎牛血清、1％青霉素和链霉素的 DMEM 低糖培养基）的培养皿中。

（4）剪去股骨和胫骨两端骨骺，暴露骨髓腔。将培养皿置于冰上，用 5 mL 注射器抽取 1 mL 培养基，反复冲洗骨髓腔，直至骨变成白色。用吸管反复吹打培养皿中的骨髓，以打散组织形成细胞悬液。

Note

（5）将细胞悬液收集到 10 mL 离心管中，1500 r/min 离心 5 min，弃上清液。

2. BMMSCs 的培养

（1）用完全培养基重悬离心收获的细胞，进行细胞计数后，以 1.0×10^5/mL 密度接种于培养瓶中，置于 37 ℃，5% CO_2 细胞培养箱内培养。

（2）24 h 后更换培养基，去除未贴壁的细胞，以后每 3 天换液 1 次。

（3）于倒置相差显微镜下观察，当细胞为梭形，达 80% 融合后，可传代培养。弃去旧培养基，加入 PBS 缓冲液轻缓漂洗 2 次，用 0.25% 胰酶于 37 ℃ 消化 3 min。于倒置相差显微镜下观察，当细胞突起缩回，接近圆形时，用完全培养基终止消化。

（4）用吸管吹散 0.25% 胰酶消化后的细胞，收集细胞至 10 mL 离心管中，1200 r/min 离心 5 min，弃上清液。

（5）用完全培养基重悬细胞，进行细胞计数并调整密度后，重新接种到 2 个培养瓶中，于 CO_2 细胞培养箱内培养。

3. BMMSCs 生长曲线的测定

（1）取第 3 代的 BMMSCs，用 0.25% 胰酶消化后进行细胞计数，调整细胞浓度为 1.0×10^4/mL，接种于 24 孔细胞培养板中，每孔加 1 mL 培养基，置于 CO_2 细胞培养箱中培养。

（2）每天取出 3 孔进行细胞计数，取平均值，连续观察 7 天。以培养时间为横坐标、细胞数为纵坐标绘制细胞生长曲线。

4. BMMSCs 的鉴定

（1）取第 3 代的 BMMSCs，用 0.25% 胰酶消化后进行细胞计数，以 1.0×10^6 细胞/孔接种于 6 孔细胞培养板中的盖玻片上，置于 CO_2 细胞培养箱中培养。

（2）当细胞融合至 80%～90% 时，应用免疫细胞化学方法检测 CD73、CD105、CD90、CD31、CD45 的表达情况。

【实验结果与分析】

1. BMMSCs 的分离培养

（1）用倒置相差显微镜观察，细胞接种 24 h 后可见部分单核细胞贴壁，悬浮不贴壁的细胞为骨髓中的造血干细胞，更换培养基即可弃除。

（2）生长 5～8 天时，可见明显的细胞集落形成，集落中的细胞数量不断增加，呈放射状向周围生长。

（3）生长 10～12 天时，不同的细胞集落相互融合形成单层，细胞形态多为梭形。

2. BMMSCs 的生长曲线 在最初阶段（传代培养后的 1～2 天）细胞生长比较缓慢，接着进入指数生长阶段（3～6 天），之后进入生长平台期。

3. BMMSCs 的鉴定 CD73、CD105 和 CD90 是间充质干细胞的标志物，CD31 是血管内皮细胞的标志物，CD45 是造血干细胞的表面标志物。BMMSCs 的 CD73、CD105 和 CD90 阳性，CD31 和 CD45 阴性。

▶▶ 思考题

骨髓间充质干细胞具有多向分化潜能，举例说明其可分化为哪几个胚层来源的细胞。

思考题解析

▶▶ 知识链接

（1）间充质干细胞。

（2）骨髓间充质干细胞的分离方法。

知识链接

Note

（叶翠芳）

第三十章　大鼠胚胎胰岛内分泌细胞检测

1. 素质目标　将理论与实践相结合,应用免疫组织化学技术解决科学问题,提升科学素养。

2. 能力目标

(1) 掌握免疫组织化学技术操作的注意事项。

(2) 熟练应用孕鼠模型的鉴定方法。

3. 知识目标

(1) 掌握免疫组织化学技术的基本原理和实验步骤。

(2) 掌握大鼠胰岛 A 细胞、胰岛 B 细胞和胰岛 D 细胞在胰岛内的分布特点。

【实验原理】

胰岛 A 细胞、胰岛 B 细胞和胰岛 D 细胞分别合成胰高血糖素、胰岛素和生长抑素,应用免疫组织化学技术检测不同胎龄的胎鼠胰岛内三种激素表达水平的变化,可明确三种细胞在胰岛内的分布特点。

【实验材料】

1. 实验动物　Wistar 大鼠(孕鼠)。

2. 实验器械与仪器　外科手术器械、烧杯、量筒、注射器、电子天平、石蜡切片机、冰冻切片机、恒温水浴箱、微波炉、温箱、光学显微镜等。

3. 试剂

(1) 抗体:抗胰高血糖素抗体、抗胰岛素抗体、抗生长抑素抗体。

(2) 缓冲液:pH7.4 的 PBS 缓冲液、pH6.0 的柠檬酸盐缓冲液。

(3) 其他:3%BSA(牛血清白蛋白)、0.3% Triton X-100、3%过氧化氢等。

【实验方法】

1. 标本制作　分别取孕 12.5 天、15.5 天和 18.5 天的 Wistar 大鼠胚胎的胰腺,经固定后,制作石蜡切片或冰冻切片。

2. 免疫组织化学染色

(1) 石蜡切片经二甲苯 I 和 II 浸泡各 10 min 脱蜡,经梯度乙醇(70%、80%、95%、100%)水化 3 min 后,置于蒸馏水中。

(2) 石蜡切片抗原修复:将柠檬酸盐缓冲液置于微波炉中预热,再将石蜡切片置于柠檬酸盐缓冲液中用微波炉加热,温度保持在 92~98 ℃,20 min 后,取出石蜡切片,于室温下冷却。

(3) 用 PBS 缓冲液洗涤石蜡切片 3 次,每次 5 min。

(4) 用 0.3%Triton X-100 室温孵育石蜡切片 20 min,以增强细胞膜通透性。用 PBS 缓冲液洗涤 3 次,每次 5~10 min。

(5) 用 3%过氧化氢室温孵育石蜡切片 30 min,封闭组织内源性过氧化物酶。用 PBS 缓冲液洗涤 3 次,每次 5～10 min。

（6）用 3％ BSA 室温孵育石蜡切片 30 min,封闭组织与抗体的非特异性吸附位点。

（7）不洗,尽量吸去 BSA 封闭液,滴加特异性一抗(抗胰高血糖素抗体、抗胰岛素抗体或抗生长抑素抗体),于湿盒内 4 ℃孵育过夜。用 PBS 缓冲液洗涤 3 次,每次 5～10 min。

（8）吸水后,滴加与一抗种属相匹配的辣根过氧化物酶标记的二抗,于湿盒内 37 ℃孵育 30 min,或室温下孵育 2 h。用 PBS 缓冲液洗涤 3 次,每次 5～10 min。

（9）吸水后,滴加 DAB 显色液,室温显色 5～10 min,于光学显微镜下观察反应强弱以控制显色时间,用 PBS 缓冲液洗去显色液,终止反应。

（10）使用苏木精染细胞核。

（11）经上行梯度乙醇(70％、80％、95％、100％)脱水、二甲苯透明、中性树脂封片。

【实验结果与分析】

胰岛内的阳性反应产物为棕褐色,位于细胞质内。表达胰高血糖素的胰岛 A 细胞、表达胰岛素的胰岛 B 细胞和表达生长抑素的胰岛 D 细胞在不同胎龄胎鼠胰岛内的数量和分布有明显差异。

▶▶ 思考题

文献报道,亨廷顿蛋白相关蛋白 1(Huntingtin-associated protein 1,HAP1)与细胞内分泌囊泡的运输有关。为了明确该蛋白质是否在胰岛内表达以及主要在哪种细胞表达,应用组织学相关技术应该怎样设计实验?

思考题解析

▶▶ 知识链接

（1）大鼠受孕检测方法。

（2）胰岛类器官。

(叶翠芳)

知识链接

Note

参 考 文 献

［1］ 郝利铭,邓香群.形态学实验(组织学与胚胎学分册)［M］.武汉:华中科技大学出版社,2018.

［2］ 李继承,邵淑娟.组织学与胚胎学［M］.10版.北京:人民卫生出版社,2024.

［3］ 李和,李继承.组织学与胚胎学［M］.3版.北京:人民卫生出版社,2015.

［4］ 李和,周德山.组织化学与细胞化学技术［M］.3版.北京:人民卫生出版社,2021.

［5］ 王娅兰,汪维伟.人体显微形态学实验［M］.2版.北京:科学出版社,2013.

［6］ 张燕.医用形态实验学［M］.4版.北京:北京大学医学出版社,2015.

［7］ 齐亚灵,牛海艳.形态学实验教程［M］.北京:科学出版社,2022.

［8］ 黄钊,张丽琴,钟杰.快速冰冻切片技术在病理诊断中的应用效果［J］.中国卫生标准管理,2024,15(12):129-132.

［9］ 王卉,徐贵成,王洋.免疫组织化学技术在临床中的应用及进展［J］.检验医学与临床,2018,15(14):2178-2181.

［10］ 朱晓琳,尚宇.全自动免疫组织化学染色技术的应用效果分析［J］.中国医药指南,2022,20(34):17-20.

［11］ Gómez-Gálvez P,Vicente-Munuera P,Tagua A,et al. Scutoids are a geometrical solution to three-dimensional packing of epithelia［J］. Nat Commun,2018,9(1):2960.

［12］ Dongre A,Weinberg R A. New insights into the mechanisms of epithelial-mesenchymal transition and implications for cancer［J］. Nat Rev Mol Cell Biol,2019,20(2):69-84.

［13］ Kolkhir P,Elieh-Ali-Komi D,Metz M,et al. Understanding human mast cells:lesson from therapies for allergic and non-allergic diseases［J］. Nat Rev Immunol,2022,22(5):294-308.

［14］ 陈烁,但建新,秦龙,等.颅脑损伤患者脑细胞间液代谢物含量的变化及其临床意义［J］.中国临床神经外科杂志,2008,13(3):155-157.

［15］ 莫超越.网织红细胞检测及其在疾病诊治的临床应用研究进展［J］.检验医学与临床,2021,18(15):2288-2291.

［16］ 张大庆,梁永钰.血液:生命体内的河流［M］.武汉:湖北科学技术出版社,2017.

［17］ 曹瑞祺,尹合勇,于浩淼,等.软骨下/祖细胞修复软骨损伤的研究进展［J］.中华损伤与修复杂志(电子版),2022,17(1):72-75.

［18］ 邱晓萍,刘铠婕,林宇慧,等.骨质疏松症的流行病学、管理与防治研究进展［J］.山东医药,2023,63(21):107-111.

［19］ 刘鹏,李凯园,王淑亚,等.心脏类器官研究进展［J］.国际心血管病杂志,2022,49(4):193-196.

［20］ 高志强,陈红霞.营养与运动干预对肌肉减少症防治效果的研究进展［J］.公共卫生与预防医学,2023,34(5):120-124.

［21］ 朱欢.小鼠神经干细胞的分离与鉴定［D］.桂林:广西师范大学,2015.

Note

[22] 邓穗馨,舒友生.大脑皮质神经元及其网络的兴奋[J].中国药理学与毒理学杂志,2017,31(11):1033-1044.

[23] 黄晶.脊髓侧索硬化症遗传学研究方法综述[J].中国实用神经疾病杂志,2015,18(6):139-141.

[24] 刘自强,缪锦峰,朱舟.药物治疗肌萎缩性脊髓侧索硬化症有效性和安全性的网状 Meta 分析[J].神经损伤与功能重建,2022,17(6):320-323,340.

[25] 王锦,程坤.病理学[M].武汉:华中科技大学出版社,2019.

[26] 李小寒,尚少梅.基础护理学[M].6 版.北京:人民卫生出版社,2017.

[27] 陈孝平,汪建平,赵继宗.外科学[M].9 版.北京:人民卫生出版社,2018.

[28] 徐克,龚启勇,韩萍.医学影像学[M].8 版.北京:人民卫生出版社,2018.

[29] 李丹阳,周瑶,陶亮.肠黏膜屏障与病原细菌感染[J].生理科学进展,2022,53(6):416-421.

[30] 王文娟,孙笑非,孙冬岩.共生菌与肠黏膜屏障互作关系研究进展[J].饲料研究,2020,43(11):113-115.

[31] 《中国老年 2 型糖尿病防治临床指南》编写组.中国老年 2 型糖尿病防治临床指南(2022 年版)[J].中国糖尿病杂志,2022,30(1):2-51.

[32] Sun H C,Zhou J,Wang Z,et al. Chinese expert consensus on conversion therapy for hepatocellular carcinoma(2021 edition)[J]. Hepatobiliary Surg Nutr,2022,11(2):227-252.

[33] 万学红,卢雪峰.诊断学[M].9 版.北京:人民卫生出版社,2018.

[34] 葛均波,徐永健,王辰.内科学[M].9 版.北京:人民卫生出版社,2018.

[35] 苏衍萍.组织学与胚胎学[M].北京:中国科学技术出版社,2014.

[36] 戴玉田,姜辉.男科学[M].北京:人民卫生出版社,2021.

[37] Hohenfellner M,Santucci R A.泌尿外科急症[M].何志嵩,李学松,译.北京:人民卫生出版社,2010.

[38] 钟彩,彭春富,胡常乐,等.虹膜图像智能识别技术分析[J].电脑知识与技术,2022,18(31):19-21.

[39] 狄江丽,张小松,赵更力,等.《子宫颈癌综合防控指南(第 2 版)》解读[J].中国妇幼卫生杂志,2024,15(2):1-5.

[40] Zhou R Y,Guo Q Y,Xiao Y,et al. Endocrine role of bone in the regulation of energy metabolism[J].Bone Res,2021,20,9(1):25.

[41] 付景丽,丁秋霞,黄燕.人类辅助生殖技术的研究进展[J].局解手术学杂志,2019,28(5):418-421.

[42] 林泓莹,安阳,王沛棋,等.非综合征型唇裂伴或不伴腭裂的基因研究进展[J].中国美容整形外科杂志,2022,33(10):623-627.

[43] 张小芳.非综合征性唇腭裂的研究进展[J].中国优生与遗传杂志,2015,23(7):121-124.

[44] 郭艳萍,梁兆昌.新生儿先天性脐膨出畸形 1 例[J].第四军医大学学报,2006,27(9):854.

[45] 陈学忠,关晏星,詹春雷.先天性胆道闭锁的早期诊断研究进展[J].中华全科医学,2021,19(5):846-850.

[46] 杨芳.消化系统畸形胎儿的产前诊断及妊娠结局研究[D].福州:福建医科大学,2021.

[47] 谢幸,孔北华,段涛.妇产科学[M].9 版.北京:人民卫生出版社,2018.

[48] Sousa Fialho M D L,Abd Jamil A H,Stannard G A,et al. Hypoxia-inducible factor 1 signalling,metabolism and its therapeutic potential in cardiovascular disease[J]. Biochim Biophys Acta Mol Basis Dis,2019,1865(4):831-843.

Note

[49] Brayson D, Holohan S J, Bardswell S C, et al. Right ventricle has normal myofilament function but shows perturbations in the expression of extracellular matrix genes in patients with tetralogy of fallot undergoing pulmonary valve replacement[J]. J Am Heart Assoc, 2020, 9(16): e015342.

[50] 谭雯汝, 姚煦, 宗文凯. 肥大细胞活化综合征[J]. 中华临床免疫和变态反应杂志, 2022, 16(3): 274-279.

[51] Zhang X, Wang X, Yin H, et al. Functional inactivation of mast cells enhances subcutaneous adipose tissue browning in mice[J]. Cell Rep, 2019, 28(3): 792-803. e4.

[52] Mantovani A, Allavena P, Marchesi F, et al. Macrophages as tools and targets in cancer therapy[J]. Nat Rev Drug Discov, 2022, 21(11): 799-820.

[53] 周莉, 齐亚灵. 组织学与胚胎学实验[M]. 武汉: 华中科技大学出版社, 2013.

[54] 吴靖芳, 张静. 医学形态学实验教程[M]. 北京: 人民卫生出版社, 2022.

[55] 彭剑玲, 阮子华, 曾庆节, 等. 鸡胚发育及其表观遗传调控机制研究进展[J]. 中国家禽, 2023, 45(1): 94-102.

[56] 饶开晴. Leptin 对鸡胚卵黄膜和尿囊膜基因表达及血管形成的影响[D]. 南京: 南京农业大学, 2009.

[57] Takizawa T, Imai T, Ueda M, et al. Comparison of enhancing effects of different goitrogen treatments in combination with beta-estradiol-3-benzoate for establishing a rat two-stage thyroid carcinogenesis model to detect modifying effects of estrogenic compounds[J]. Cancer Sci, 2006, 97(1): 25-31.

[58] 吕铭明. 化痰散结法干预碘缺乏性甲状腺肿氧化应激水平的研究[D]. 沈阳: 辽宁中医药大学, 2021.

[59] 李超, 杨伟伟, 王梅, 等. 黄芪及其发酵物对碘缺乏大鼠抗氧化系统的保护[J]. 中国老年学杂志, 2022, 42(15): 3750-3753.

[60] Dominici M, Le Blanc K, Mueller I, et al. Minimal criteria for defining multipotent mesenchymal stromal cells. The International Society for Cellular Therapy position statement[J]. Cytotherapy, 2006, 8(4): 315-317.

[61] Soleimani M, Nadri S. A protocol for isolation and culture of mesenchymal stem cells from mouse bone marrow[J]. Nat Protoc, 2009, 4(1): 102-106.

[62] Huang S, Xu L L, Sun Y X, et al. An improved protocol for isolation and culture of mesenchymal stem cells from mouse bone marrow[J]. J Orthop Translat, 2014, 3(1): 26-33.

[63] 段长伟, 柴彦杰, 赵疆东, 等. 骨髓间充质干细胞分离与培养技术[J]. 宁夏医学杂志, 2021, 43(6): 573-576.

[64] Mackenzie K D, Lim Y, Duffield M D, et al. Huntingtin-associated protein-1 (HAP1) regulates endocytosis and interacts with multiple trafficking-related proteins[J]. Cell Signal, 2017, 35: 176-187.

[65] Liao M, Chen X X, Han J H, et al. Selective expression of Huntingtin-associated protein 1 in {beta}-cells of the rat pancreatic islets[J]. J Histochem Cytochem, 2010, 58(3): 255-263.

[66] Wang D S, Wang J Q, Bai L Y, et al. Long-term expansion of pancreatic islet organoids from resident procr+ progenitors[J]. Cell, 2020, 180(6): 1198-1211. e19.

[67] Yoshihara E, O'Connor C, Gasser E, et al. Immune-evasive human islet-like organoids ameliorate diabetes[J]. Nature, 2020, 586(7830): 606-611.